# Ich, männlich, ein WW

Hans Beutler

# ICH, MÄNNLICH, EIN WW

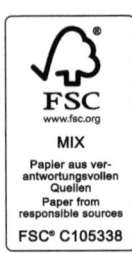

Bibliografische Information der Deutschen Nationalbibliothek:
Die Deutsche Nationalbibliothek verzeichnet diese Publikation in der
Deutschen Nationalbibliografie; detaillierte bibliografische Daten sind im
Internet über http://dnb.dnb.de abrufbar.

Lektorat: Hans Beutler
Korrektorat: Hans Beutler

Herstellung und Verlag: BoD – Books on Demand, Norderstedt

ISBN: 978-3-7578-2779-3

# Inhaltsverzeichnis

# Vorwort

Übergewicht ist in unserer Wohlstandsgesellschaft in praktisch allen industrialisierten und wirtschaftlich hochentwickelten Ländern weltweit ein andauerndes und weit verbreitetes Problem. Stress auf der Arbeit, berufliche Anforderungen, Herausforderungen und Leistungsdruck, gesellschaftliche Vereinsamung, soziale Langeweile, individuelle Bequemlichkeit, werbewirksame und konkurrenzgesteuerte Verlockungen der Großkonzerne, hoch automatisierte, leistungsgetrimmte und unter wettbewerbsdruckstehende Lebensmittelproduktionen, partnerschaftliche Beziehungsprobleme, persönliche Überforderungen und auf Verlust gesteuerte Eigenverantwortung gegenüber seinem Körper führen allesamt in äußerst ungesunde und gesundheitsschädliche Essensgewohnheiten. Fast Food, Convenience Food und Billigprodukte verändern unsere Essensverhaltensweisen und unsere Essenskulturen. Schnell und günstig den Magen füllen. Genuss und Freude am Essen sind in vielen Fällen zweitrangig. Die Qualität der Nahrungsmittel und die Nachhaltigkeit der Lebensmittelproduktion werden oft nicht hinterfragt. Übergewicht, Fettleibigkeit, Bewegungsmangel führen in vielen Fällen zu massiven Herz- und Kreislaufbeschwerden und zu Verschleiß und Abnützung hoch belasteter Gelenke wie Knie und Hüfte und dies nicht erst im hohen, fortgeschrittenen Alter. Die stetig steigenden Gesundheitskosten sind kaum mehr in Griff zu kriegen.

Die Problematik ist grundsätzlich allgemein bekannt und wird entsprechend unablässig und Doktrin mäßig über unzählige Kanäle der Menschheit vor Augen geführt. Engagierte Gesundheitspolitiker, viel belesene Ernährungs- und Naturwissenschaftler, globale Lebensmittelkonzerne, erfolgsverwöhnte Pharmaindustrie, serbelnde Krankenkassen, hoch qualifizierte Professoren im Gesundheitswesen und sogar sogenannte, zum Teil selbst ernannte Geist- und Naturheiler sind praktisch allzeit bestrebt die Menschheit gesünder zu ernähren und somit die überbordenden Folgekosten der enormen Übergewichtigkeit einzudämmen. Erfolge sind allerdings nur beschränkt sichtbar und von Dauer. Globalisierung, Wettbewerb und unerbittlicher Kostendruck stehen im Gegensatz zu den unzähligen Bemühungen zur Verbesserung der individuellen Lebensqualität jedes einzelnen Menschen. Kostengünstige Lebensmittel haben ihren Preis. Nachhaltigkeit und Gesundheitsbewusstsein sind nur allzu oft zweitrangig.

Mein Tatsachen- und Erlebnisbericht als männliches Mitglied bei den „WeightWatchers" im Jahr 2003 ist grundsätzlich kein Allerheil- und Wundermittel zum Abnehmen. Schlussendlich muss jeder und jede Betroffene für sich allein entscheiden welcher Weg und welche Vorgehensweise zur Reduktion des eigenen Körpergewichtes ideal sind. Unterstützend und begleitend ist die Mitgliedschaft bei den „WeightWatchers" ein kleines Puzzleteil auf dem Weg eines erfolgreichen Gewichtsverlustes. Andere Methoden oder Institutionen führen grundsätzlich auch zum erhofften Erfolg, zur Gewichtsabnahme.

Für mich persönlich muss eine übergewichtige Person, welche ihr Gewicht erfolgreich reduzieren will, im Kopf bereit sein, um erreichbare und langfristige Ziele zu setzen, Veränderungen zu akzeptieren, Rückschläge zu verkraften, Zwischenerfolge zu realisieren und diese entsprechend zu wertschätzen und zu belohnen und insbesondere positiv zu denken. Ich bin grundsätzlich der Meinung, dass weniger mehr ist. Eine gesunde und ausgewogene Ernährung wird auch das jeweilige zur Verfügung stehende Haushaltungsbudget nicht wesentlich mehr belasten. Zeit und Genuss sind schon seit jeher das A und O einer gesunden und ausgewogenen Mahlzeit. Genießen und sich gesund ernähren ist grundsätzlich nicht widersprüchlich und schließt sich gegenseitig nicht aus. Genuss kann auch in kleinen Mengen zelebriert werden. Eine über dem offenen Feuer gegrillte Cervelat mit einem leckeren Salat, anstatt zwei Bratwürste mit viel Mayonnaise und Pommes Frites mit Ketchup, schmecken hervorragend. Ein Gläschen Rotwein und einen halben Liter Wasser aus dem Hahn, anstatt drei Flaschen Bier, löschen die trockene und durstige Kehle ebenso gut. Wie schon erwähnt, alles eine Frage der Menge. Einschränkungen der zur Verfügung stehenden Lebensmittel oder sogar ganzheitlicher Verzicht auf gewisse Sattmacher sind für unser leibliches Wohlbefinden ebenso am falschen Platz. Wer verzichtet schon gerne auf eine kleine Süßigkeit oder auf eine herrlich schmeckende südländische Pizza vom Pizzaiolo nebenan?

Ich unterstütze auf keinen Fall den weit verbreiteten Schlankheitswahn, der uns immer und immer wieder in unzähligen Lebensbereichen vorgegaukelt wird. Sei es auf den weltweiten und hochgejubelten Laufstegen der Modewelt mit knochigen Models, in verschiedenen leistungsorientierten Sportarten, wie dem Kunstturnen, dem Ballett, dem Radrennfahren, um nur einige wenige zu nennen oder in all den buntbedruckten Illustrierten und Zeitschriften dieser Welt. Jeder Mensch ist als Individuum zu betrachten. Ob klein oder groß, schlank oder etwas mollig, reich oder arm, stumpfe oder spitze Nase, kleine oder vergrößerte Brüste, den idealen Menschenkörper gibt es nicht. Jeder und jede Einzelne muss seinen Körper akzeptieren, muss sich in seiner Haut wohlfühlen, unabhängig der vielen unzähligen Fachexperten und -expertinnen oder all den Besserwissenden. Wir müssen die Verantwortung für unseren Körper tief in uns selbst suchen und finden. Sind wir unzufrieden oder verzweifelt, müssen wir entsprechende Veränderungen der Verhaltensweisen und Essgewohnheiten mit tiefster Entschlossenheit bei uns selbst anstoßen. Ausreden und Ausflüchte führen in den meisten Fällen nicht zum Ziel.

### Der jahrelange Leidensweg

Es gab Zeiten, während denen ich meinen voll gefressenen und fetten Körper nicht ausstehen konnte. Ich sehe diese enormen Fettpolster im Spiegel, der Bauchspeck schwabbelt hin und her und auf und nieder. Als anschauliches Beispiel könnte man meine Bauchgegend mit einem Rettungsring auf einem Schiff vergleichen, welcher bei stürmischer See vom luftigen Wind hin und her geschaukelt wird. Auch meine prallen Oberschenkel und mein doch ziemlich aufgedunsenes Gesicht sind nicht wirklich schön und ästhetisch anzusehen. Unzählige Male hatte ich schmerzhafte Hautentzündungen in den Kniekehlen, den Achselhöhlen, zwischen den Oberschenkeln, die sich, besonders an heißen Tagen im Sommer, durch das Aufeinander reiben der Fettmassen ergeben hatten. Bin ich das wirklich? Ist dieser Gegenüber tatsächlich mein eigenes Spiegelbild? Wie konnte ich es nur so weit kommen lassen? Wie lange soll dieser Zustand dauern? Wann ist die Schwelle für gesundheitliche Probleme, wie Herz- und Kreislaufbeschwerden, erreicht?

Moment einmal, wenn ich die Luft anhalte und mich mit aller Kraft nach der Decke strecke, sieht dieser Mensch im Spiegel ja gar nicht so schlecht aus. Zugegeben, so ein richtiger Waschbrettbauch eines Zwanzigjährigen sieht ganz anders aus. Durchtrainiert, sportlich, kein Gramm Fett zu viel und der Bauch kriegt sogar genügend Sauerstoff. Die Atemluft muss nicht minutenlang angehalten werden. Aber was soll's! Mit meinen über vierzig Lenzen kann man mich doch nicht mit einem Jüngling vergleichen. Na ja, das hört sich schon wieder wie eine Ausrede an. Will oder kann ich der brutalen Wahrheit nicht ins Auge schauen? Wie lange noch will ich mich selbst täuschen?

Ein jahrelanger, mühsamer Kampf gegen mein Übergewicht, gegen die Waage und gegen mich selbst. Gleichgültigkeit, Selbstzweifel, Minderwertigkeitskomplexe, Traurigkeit, Einsamkeit und immer wieder diese verdammten Fressattacken. Die Negativspirale dreht sich unaufhörlich. Auf kleine Erfolge holen mich riesige Enttäuschungen sogleich wieder auf brutalste Weise ein. Mein Körpergewicht kennt nur eine Richtung, nach oben. Machtlosigkeit und Verzweiflung bestimmen praktisch täglich mein Leben.

## Die Waage

Schon unzählige Male habe ich mir vorgenommen meine Fressanfälle in den Griff zu bekommen und die ungesunden Mahlzeiten zu reduzieren, mein Gewicht zu senken und es vor allem auf einem vernünftigen Niveau zu halten. Ich habe schon unzählige Male zur Methode „FdH" – Friss die Hälfte - gegriffen, habe Trennkost bis zum geht nicht mehr genossen, Gemüsekuren und Obstdiäten hinter mich gebracht, Kohlsuppen-Diät und Nulldiät, andere, unzählige Mittel zum Abnehmen ausprobiert und sogar Abführmittel nach den Mahlzeiten habe ich nicht ausgelassen. Jedes Mal konnte ich ein paar Tage durchhalten. Ich habe jeweils ein, zwei oder manchmal sogar drei Kilogramme weniger an Gewicht auf die Waage gebracht. Doch dann bin ich wieder in den alten Trott zurückgefallen. Nach Hungerattacken alles Mögliche in mich reingestopft. Mit der Zeit hatte ich die wahnwitzige und trügerische Meinung, dass ich, wenn ich nur wollte, mein Gewicht ja schon reduzieren könnte. Jeweils ein bis drei Kilogramme in nur ein paar Tagen abzunehmen, ist ja allemal sehr erfolgsversprechend. Da kann ich mit ruhigem Gewissen wieder meine zwei Buttergipfel zum Kaffee genießen. Ich kann ohne weiteres noch zwei Löffel mehr von der sämigen und feinen Rahmsauce über die Portion Pommes Frites schaufeln. Ich kann mir, im Fauteuil vor dem Fernsehapparat, eine halbe oder manchmal sogar eine ganze Tafel Schokolade und einen halben Sack salzige und kalorienreiche Kartoffelchips genüsslich über der Zunge vergehen lassen. Ich habe letzte Woche drei Kilogramme abgenommen. Nun muss ich auch nicht mehr jeden Tag auf die Waage stehen, damit es mir den Frust durch Mark und Bein schießt, wenn der Zeiger wieder einmal über der letzten Höchstmarke zu stehen kommt. Also, alles gut, alles in fettiger Butter und dies im wahrsten Sinne des Wortes.

Nach jeweils zirka zwei Wochen habe ich am Morgen beim Anziehen bemerkt, dass meine frisch gewaschenen und gebügelten Hosen irgendwie über den Oberschenkeln und beim Schließen auf Bundweite verdächtig spannen. Das können nur die frisch gewaschenen Hosen sein, schießt es mir sofort durch den Kopf. Die werden erst in ein paar Stunden richtig angenehm sitzen. Also hopp, ein paar Kniebeugen und meine Hosen fühlen sich gleich viel passender und wohler an. Aber Moment einmal, am nächsten Morgen verspüre ich beim Anziehen die gleiche Spannung über den Oberschenkeln und der Bauchpartie. Also ich muss schon sagen, heute sind die Hosen aber nicht frisch gewaschen und ich habe doch gestern Abend nach dem ausgiebigen Käseraclette nur zwei Reihen Schokolade und nur acht Schokoladenwaffeln von der Migros verdrückt.

Einverstanden, Hosen und sonstige Kleider runter vom Leibe und zurück ins Bad. Stimmt die Waage noch? Schnell von Hand auf achtzig Kilogramme drücken, warten wo sich der Zeiger bei null einpendelt, kleine Korrektur des Zeigers, damit er auch ja bei null zu stehen kommt, wenn notwendig zu Gunsten des Angeklagten. Dies soll heißen, dass der Zeiger, wenn immer möglich, lieber ein halbes Kilogramm unter der Null zu stehen kommt als darüber. Die Prozedur wiederholt sich noch etwa zwei oder drei Mal, bis ich wirklich sicher bin, dass ich das halbe Kilogramm zu meinen Gunsten ausnützen kann. Zum Glück ist meine analoge Personenwaage noch mit einem Zeiger ausgerüstet, damit die Nullstellung händisch eingestellt werden kann. Bei den digitalen Waagen wäre dies nicht mehr möglich und ich würde auch noch das halbe Kilogramm zu meinen Gunsten verlieren. Oder anders ausgedrückt, ich könnte mich nicht mehr selbst täuschen.
Ganz vorsichtig stütze ich mich nun auf dem Badewannenrand ab. Setze zuerst äußerst langsam den linken und dann den rechten Fuß auf die Waage. Selbstverständlich stütze ich mich immer noch mit beiden Händen auf dem Badewannenrand ab, damit der Zeiger ja nicht über die Höchstmarke fliegt und das Endresultat negativ beeinflusst wird. Nun bin ich mit beiden Beinen auf der Waage und der Zeiger der Waage pendelt sich zirka acht Kilogramme unter der letzten Marke von hundert und fünf Kilogrammen ein. Jetzt, noch langsamer und vorsichtiger die Hände von der Badewannenkante nehmen, zuerst die linke. Na ja, es fehlen noch drei Kilogramme bis zur Höchstmarke. Danach löse ich auch meine rechte Hand vom Badewannenrand und bleibe regungslos

stehen. Der Zeiger pendelt sich effektiv sehr langsam ein, bis er wirklich stillsteht. Ich blicke gespannt auf den Zeiger. Wo hat er sich wohl eingependelt?

Das kann nicht wahr sein! Ganze fünf Kilogramme über der letzten Höchstmarke von hundert und fünf Kilogrammen. Nein, entfährt es mir! Ganze hundert und zehn Kilogramme zeigt dieses Monster von Waage an. Dieses, doch einfache Gerät, aber für einen Großteil der Menschheit trotzdem doch so wichtige Errungenschaft, funktioniert ganz sicher nicht mehr richtig. Schnell runter vom Gerät. Nullpunkt des Zeigers nochmals drei Mal kontrollieren. Stimmt eigentlich schon! Der Zeiger ist mir wohlgesinnt und steht immer noch zirka fünfhundert Gramme unter der Nullmarke. Dann bin ich eben zu schnell auf die Waage gestiegen und der Zeiger wurde dadurch aus dem Gleichgewicht gebracht. Das will heißen, er konnte sich nicht richtig auf mein Wunschgewicht einpendeln.

Ich werde mich also nochmals, unter gütiger Mithilfe des Badewannenrandes, mit beiden Händen abstützen, das Ritual des Besteigens der Waage über mich ergehen lassen und auf das Einpendeln des Zeigers warten. Oh Schreck, dieses blöde Gerät von Waage zeigt nochmals genau die fünf Kilogramme mehr als die letzte Höchstmarke an.

Das heißt also, dass ich in den letzten drei Wochen effektiv drei Kilogramme abgenommen habe und ebenfalls wieder fünf Kilogramme zugelegt habe. Oder einfach ausgedrückt: Ich habe während den letzten einundzwanzig Tagen zwei Kilogramme zugenommen und mein neues Körpergewicht liegt jetzt sage und schreibe bei ganzen hundert und zehn Kilogrammen.

Irgendwie kommt mir diese Erkenntnis immer wieder. Angefangen bei der ehemals, magischen Grenze von neunzig Kilogrammen, über die noch magischere Grenze von hundert Kilogrammen bis zur jetzt in diesem Augenblick überschrittenen, für absolut unmöglich gehaltenen Grenze von hundert und zehn Kilogrammen. Dazwischen liegen etliche Jahre voller Frust und immer neuer Zuversicht, voller Unverhältnismäßigkeit und trotzdem wiederkehrender Hoffnung, allgemeinem Unwohlsein, zermürbenden Hemmungen, schlechtem Gewissen, voller Mut- und Ratlosigkeit, voller bedrückender Unzufriedenheit, Selbstzweifel und Selbstmitleid. Kurz gesagt, ein ständiges auf und nieder, aber schlussendlich doch nur ein Auf in Bezug auf mein Gewicht. Ja, dieser allseits bekannte und gehasste JoJo-Effekt hat auch mein Gewicht auf erbärmlicher Weise in die Höhe getrieben, ohne dass ich dies jemals wirklich wahrhaben wollte. Jedes Mal ein bisschen mehr! Frust und Unzufriedenheit wurden immer ein wenig größer. Die Fressorgien und die Unverhältnismäßigkeiten immer unverschämter. Kilogramm um Kilogramm wurde mein Gewicht in die Höhe getrieben. Kleidergröße um Kleidergröße sind meine Hosen und Hemden gewachsen. Mein Wohlgefühl dagegen wurde jedes Mal noch auf brutalere Weise strapaziert, meine Gesundheit im Allgemeinen an den Rand des Ruins gebracht, mein Selbstwertgefühl sank zum Teil in endlose Tiefen.

Schlussendlich jedes Mal die gleichen Fragen: Wo wird dies enden? Bei hundert und zwanzig oder hundert und fünfzig Kilogrammen, oder bei noch mehr? Werde ich jemals so sein wie die abschreckenden Beispiele in Fernsehdokumentationen, welche zwischen einer Schokolade-Werbung und einer Bier-Werbung, dem Publikum unter die Nase gebunden werden. Werde ich meine Gesundheit ruinieren? Werde ich mich zu Tode fressen?

## Die Partnerschaft

Während den Phasen der Unzufriedenheit, der Selbstzweifel und dem Selbstmitleid hat natürlich auch meine Familie und speziell meine Frau gelitten. Ich kenne meine Partnerin nun schon über zwanzig Jahre und wir sind im neunzehnten Jahr verheiratet. Heute ist es leider keine Selbstverständlichkeit mehr, dass ein Ehepaar, zwischen vierzig und fünfzig und mit immerhin drei Kindern, noch immer in erster Ehe steht. Daher darf ich, sichtlich nicht ohne ein wenig stolz zu sein, sagen, dass unsere Ehe eigentlich überdurchschnittlich gut verläuft. Natürlich gab und gibt es auch bei uns Höhen und Tiefen, welche wir gemeinsam erleben und meistern dürfen. Wir sind auch keinesfalls immer gleicher Meinung oder akzeptieren die Schwächen des anderen ohne ein leises Murren.

Meine Frau ist trotz der drei Schwangerschaften schlank geblieben. Sie muss auch ab und zu einige Anstrengungen unternehmen, damit sie ihr Idealgewicht halten kann. Anders als bei mir, arten aber kleinere Ausschweifungen und Unverhältnismäßigkeiten bei meiner Frau nicht ins Extreme aus. Einerseits ist sie körperlich aktiv, allein schon durch die drei Kinder und die sich daraus ergebenden Arbeiten im Haushalt oder bei ihrer Arbeit, andererseits hat sie auch eine viel größere Willenskraft als ich. Kann sich trotz großen Gelüsten und vorhandenen Versuchungen immer sehr gut zusammennehmen und dem teuflischen Zeugs widerstehen. Sie muss nicht immer alles aufessen. Resten sind auch noch am Abend oder am Folgetag genießbar. Wenn sie satt ist, bleibt ein Nein ein Nein und nur ausnahmsweise isst sie über den Hunger.

Im Zuge der Zeit hatten wir immer wieder Diskussionen bezogen auf mein Körpergewicht und vor allem in Bezug auf meine, nicht unbedingt normalen, Essensgewohnheiten. Wie oft habe ich doch schon eine so genannte Diät angefangen, um abzunehmen und mein Gewicht unter Kontrolle zu halten und meine Frau gebeten mich doch zu unterstützen.

Meinerseits hatte ich immer das Gefühl, dass ich von ihr keine genügende und wirksame Unterstützung bekommen habe. Heute muss ich allerdings sagen, dass dies auf mich bezogen, nur wieder Ausreden waren. Meine Frau war immer der Meinung, dass ich selbst mein Verhalten und meine Gewohnheiten grundlegend ändern müsse und dass es keinen Sinn mache am Mittag brav nur Gemüse und Kartoffeln zu essen, um dann am Abend, wenn meine Frau in den Fitnessclub geht oder sonst wohin, mir den Bauch mit Chips und Schokolade, Käse und Brot oder andere Delikatessen vollzuschlagen. Sie hatte auch immer wieder darauf aufmerksam gemacht, dass eine ausgewogene Ernährung das A und O für eine gute und nachhaltige Gesundheit sei. Von allen Lebensmitteln in vernünftigen Massen essen und vor allem genügend trinken, damit das persönliche Wohlbefinden verbessert und das eigene Idealgewicht gehalten werden kann. Wie Recht sie doch immer hatte!

Wenn ich aus heutiger Sicht meiner Frau helfen müsste ihr Gewicht in den Griff zu kriegen, muss ich aber trotzdem sagen, dass ich dies, dank meinen eigenen Erfahrungen während der Gewichtsabnahme, wirklich ganz konsequent unterstützen würde. Dies bezieht sich vor allem auf das Einkaufen der Lebensmittel. Auch mit drei Kindern können gewisse Risikolebensmittel wie Chips, Schokolade, Wurstwaren, Biskuits, etc. auf ein Minimum reduziert werden. Natürlich kann man den Kindern nicht alles vorenthalten. Aber ich bin fest davon überzeugt, dass doch vieles in noch kleineren Mengen an die Kinder abgegeben werden sollte und die normalen, gesunden Nahrungsmittel von den schlechten physisch getrennt gelagert werden sollten. Dadurch werden die Versuchungen eingeschränkt. Gezielte Abgaben dieser fetthaltigen und wirklich ungesunden Versuchungen, zum Beispiel bei besonderen Anlässen, sind für eine langfristig gute Gesundheit unbedingt notwendig. Die Kinder lernen dadurch Stresssituationen oder andere Probleme nicht durch unverhältnismäßiges Fressen zu kompensieren, respektive zu verdrängen.

Auch habe ich meine Frau immer wieder gefragt, ob sie nicht noch ein Dessert, ein Stück Schokolade oder ein Biskuit haben möchte. Dies waren meistens nur egoistische Vorwände und nicht etwa fürsorgliche Aufmerksamkeit meiner Frau gegenüber. Wenn meine Frau einwilligte, konnte ich jedes Mal auch ein Dessert oder sonst etwas Süßes essen und musste dadurch kein schlechtes Gewissen haben, wenn nur ich allein einer süßen Versuchung verfallen bin. Heute weiß ich, dass jede Person allein entscheiden muss, ob sie sich etwas Süßes genehmigen will oder nicht. Man darf seine Eigenverantwortung nicht auf Andere abschieben. Man darf seine Partnerin oder Partner nicht indirekt zwingen einer Versuchung nachzugeben, nur weil man selbst profitieren will. Dieses Verhalten gilt auch speziell für den Konsum von Alkohol. Ein kleines Schlückchen kann doch niemand verwehren. Diesem Spruch würde ich vollkommen zustimmen. Genuss in kleinen Mengen. Häufige und ausufernde Trinkgelage, auch ist bester Gesellschaft, können zwar äußerst lustig sein, aber nicht nur der nachgelagerte Kater ist lästig, auch dem Gewicht sind diese nicht wirklich dienlich. Genuss in Massen eben.

# Der Badespass

Ein häufiges Spannungsfeld war auch immer wieder meine indirekte Verweigerung ins Hallenbad oder im Sommer in die Badeanstalt zu gehen. Immer wieder hatte ich Ausreden vorgebracht, damit ich ja nicht meinen fetten Körper in einer Badehose öffentlich zur Schau tragen musste. Bin ich ab und zu gleichwohl in die Badehose geschlüpft, durfte auf keinen Fall das T-Shirt fehlen. Mein Schwabbelbauch muss doch vor einem Sonnenbrand geschützt werden. Das Wasser war mir auch immer zu kalt und dadurch musste ich effektiv auch bei brütender Hitze sozusagen nie das T-Shirt ausziehen und meine Rettungsringe entblößen. Obwohl ich sicher noch so gerne eine kühlende und prickelnde Abkühlung im Schwimmbecken genossen hätte, suchte ich immer wieder nach Ausreden. Ich genierte mich unglaublich meinen fetten Körper der Öffentlichkeit zu präsentieren. Durch dieses Verhalten hat nicht nur meine Partnerin gelitten, sondern vor allem auch meine Kinder. Es gibt doch nichts Schöneres als mit dem Papa im Wasser herumzutollen, sich zu bespritzen, zu tauchen oder sich ganz einfach wohlzufühlen und sich treiben zu lassen.

In Diskussionen mit betroffenen Frauen hat sich herausgestellt, dass der größte Teil der weiblichen Übergewichtigen ebenfalls ähnliche Verhaltensmuster aufweisen, die im Grunde genommen mit meinem Verhalten exakt übereinstimmen. Dieses Verhalten kann besonders eindrücklich in Badeanstalten oder an Badesträndenn an Seen oder am Meer beobachtet werden. Übergewichtige Frauen sind fast ausschließlich in einteilige, dunkelfarbige Badeanzüge gekleidet, tragen entweder ein zu großes T-Shirt oder ein Badetuch um die Hüften. Nur während den zwei- oder dreiwöchigen Sommerferien, irgendwo im Süden am Strand, sieht man auch wohlproportionierte Frauen, und selbstverständlich auch Männer, in sehr knappen Bikinis oder Badehöschen. Man ist weit weg von zu Hause. Die Nachbarin von nebenan ist nirgends zu sehen oder liegt direkt neben dir auf dem Liegestuhl. Wir haben das Gefühl eine gewisse Anonymität zu genießen.

Man möchte doch auch einmal wie ein Mannequin herumlaufen. Möchte sich sexy und anziehend fühlen. Dieses Verhalten wird noch dadurch verstärkt, dass scheinbar auch andere Leute gleich denken. Enorme Hängebäuche, orangenhautüberzogene Oberschenkel, pralle Hintern und was es sonst noch alles gibt, schwabbeln ungeniert umher und man hat irgendwie das Gefühl, dass alles in Ordnung sei. Man möchte die Blicke auf sich ziehen. Dies gelingt in solchen Situationen meistens auch, aber eben nicht unbedingt im positiven Sinne. Die Blicke sind alles andere als begehrenswert. Irgendwie fühlt man die versteckten und heimlichen Blicke der Anwesenden. Wir werden traurig. Wir machen uns Selbstvorwürfe und unser Frustpotential wächst weiter. Zum Glück können wir uns dann wieder in vollen Zügen all den Herrlichkeiten und Versuchungen am einladenden und überfüllten Hotelbuffet hingeben. Sozusagen aktiver Frustabbau. Die Spirale dreht sich. Unser Gewicht steigt und steigt.

Die folgenden Aussagen bestätigen ebenfalls meine eigenen Erfahrungen. Mann und Frau fühlen sich unglaublich geniert und schämen sich ihre fetten Körper leicht bekleidet zur Schau zu stellen. Die meisten fühlen sich wie ausgestellt und sind der Meinung jedes Mal die schmerzhaften und pointierten Bemerkungen zu hören: Sieh mal die Dicke! Schau mal diese Fettwalze! Achtung, das Wasser wird gleich überlaufen! Oje, wie kann man nur so viel essen! Achtung, da kommt ein Nilpferd! Dicke Sau!

Es gibt sicherlich noch unzählige weitere Bemerkungen und Hänseleien über dicke, übergewichtige Menschen, welche man hinter vorgehaltener Hand denkt und zum Teil auch äußert. Dieses Bewusstsein, dass über vollgefressene Männer und Frauen hässliche Bemerkungen und Sticheleien in die Welt hinausposaunt werden, gibt vielen dieser Menschen massive psychische Schwierigkeiten.

Auch andere körperliche Aktivitäten mit der Familie in der Öffentlichkeit gaben oft Anlass zu Diskussionen und Stress in unserer Partnerschaft. Alles war mir zu anstrengend. Ich hatte immer wieder tausend Ausreden. Einmal war der Wetterbericht für das vorgesehene Fahrrad fahren nicht gut. Ein anderes Mal war es viel zu heiß zum Wandern oder Spazieren. Dabei waren dies nur Ausreden, damit ich mein persönliches Unwohlsein in der Öffentlichkeit und mein Gefühl des Beobachtens werden nicht über mich ergehen lassen musste.

Das Selbstwertgefühl wird im erheblichen Masse angeknackt und dadurch verhalten sich die Dicken auch dementsprechend. Viele beginnen die Öffentlichkeit, wann immer es auch nur geht, zu meiden. Sie kapseln sich ab, vernachlässigen ihren Freundeskreis und fühlen sich allein, ausgeschlossen und sehr einsam. Sie gehen immer weniger außer Hause, werden träge und inaktiv. Dadurch haben sie mehr Zeit sich zu Hause, in aller Ruhe, ohne neugierige und vorwurfsvolle Blicke der Öffentlichkeit, den Bauch mit unzähligen Trostpflastern vollzuschlagen. Es ist wie auf einer endlosen Todesspirale. Die Einsamkeit wird immer ausgeprägter, der Bauch immer voller, der Frust, die Selbstzweifel und das Selbstmitleid größer, das Gewicht steigt stetig und die allgemeine Gesundheit verschlechtert sich zunehmend.

# Das Einkaufen

Eine wichtige Erfahrung, und in unserer Ehe auch immer wieder Anlass zu Diskussionen, waren das Einkaufen von Lebensmitteln. Das Einkaufen war, ist und bleibt für mich als Mann keine Qual. Im Gegenteil. Ich gehöre zu der Sorte Männer, die den Einkauf am liebsten selbst erledigen. Dies war eigentlich auch nie ein Problem für meine Frau. Einmal ging meine Partnerin einkaufen, das andere Mal war ich an der Reihe. Meine Frau und ich haben dann jeweils die Einkaufsliste vorbereitet und zusammengestellt.

Ich habe mich dann auf den Weg in den nächsten Supermarkt gemacht. Den Einkaufswagen geschnappt und los geht's. Brot, Milch, Corn Flakes, Fleisch, Gemüse, Früchte, und so weiter. Alles wird gemäß Liste in den Einkaufswagen gepackt. Aber halt, da ist ja noch das Regal der Süßigkeiten. Auf der Liste sind aber keine Süßigkeiten vermerkt. Hat meine Frau dies übersehen? Na ja, macht ja nichts, ein kleiner Vorrat für Notfälle kann sicher nicht schaden. Vielleicht kommen schon Morgen unvorhergesehene Gäste zum Kaffee. Was für ein Glück, diese Schokoladenwaffeln gibt es als supergünstige Aktion im Viererpack. Also nichts wie rein in den Einkaufswagen. Ja super, da vorne gibt es ein noch günstigeres Angebot. Unwahrscheinlich, zehn Tafeln Schokolade für nur zehn Franken. Haben wir noch Schokolade zu Hause? Ich überlege kurz. Es sollten noch zwei Tafeln zu Hause sein. Macht nichts. So ein Superangebot kann man doch nicht ausschlagen. Ich entscheide mich zwei Pack à zehn Tafeln Schokolade in den Einkaufswagen zu packen. Schnell noch die zwei Salatköpfe über die Schokoladenpakete werfen, sonst gibt es wieder böse Blicke der Miteinkäuferinnen und Miteinkäufer. Die können sicher nicht verstehen, warum dieser Dicke wirklich zwanzig Tafeln Schokolade kaufen will. Was für ein Gefühl! Günstig zuschlagen und als Ausrede kann ich ja immer noch sagen, dass ich meine Frau mit etwas Süßem überraschen wollte. Aber wer wird wohl schlussendlich am meisten Schokolade fressen?

Weiter geht es zur Fleischabteilung. Auf der Einkaufsliste steht Geflügelfleisch, Hackfleisch und etwas für den Abend. Geflügelfleisch und Hackfleisch sind im Wagen verstaut. Etwas für heute Abend? Das Glück ist mir holt, schon wieder ein Schnäppchen! Fünf Stück Cervelat zum Sonderpreis „Fünf für vier". Na ja, heute haben wir den vierten des Monates und die Cervelats verfallen erst in drei Tagen. Ich habe mich entschieden. Ich nehme zweimal ein Fünferpack leckere und vollfettige Cervelats. „Guten Tag, möchten sie auch einmal probieren?", sagt mir eine ziemlich angenehme Frauenstimme hinter meinem Rücken. „Wir haben hier die neuste Salami-Kreation und diese Würste zum Kaltessen im Sonderangebot. Alles ist heute fünfundzwanzig Prozent billiger". Mmh, gut schmeckt die Salami ja schon. „Geben sie mir bitte zwei Pakete geschnittene Salami und vier dieser Rohesswürste". Cervelat, Salami und Rohesswurst!

Das gibt aber ein feines Abendessen zu zweit. Zu einer kalten Platte gehört aber auch etwas Käse. Nichts wie hin zur Käseabteilung. Greyerzer, Appenzeller, Emmentaler, Weichkäse. So, jetzt ist aber genug für heute Abend. Halt, als Überraschung für meine Frau könnte ich doch noch einen guten Tropfen Rotwein kaufen. Der Abend würde dadurch sicherlich aufgelockerter und entspannter verlaufen. In Gedanken schon den Ablauf und das Ende des Abends im Kopf. Ein feines Nachtessen, ein edler Tropfen, entspannende Musik, eine süße Nachspeise und so weiter! Ach ja, eine Nachspeise muss ich in diesem Falle auch noch besorgen. Mittlerweile stehe ich vor dem Take-Away-Buffet und habe eigentlich keine Lust mehr zurück in den Laden zu gehen. „Geben sie mir bitte diese mittlere, äh nein, die große Schwarzwaldtorte". Ich muss auch an meine drei Kinder denken.

Das wird aber meine Frau überraschen. Was bin ich doch für ein aufmerksamer, lieber und fürsorglicher Ehemann. Und obendrein auch noch sparsam, wenn man an die vielen Sonderangebote denkt, welche ich ohne Skrupel genutzt habe. Doch weit gefehlt! Meine Frau will am Abend nur ein Joghurt essen. Auf Wein hat sie auch keine Lust und von der Nachspeise will sie schon gar nichts wissen. Mit den Worten „Ich hatte einen anstrengenden Tag und habe wahnsinnig Kopfschmerzen" gibt sie mir um neun Uhr einen Gutenachtkuss und verschwindet im Schlafzimmer. Ich sitze, leicht frustriert über den Verlauf des Abends, vor dem Fernsehapparat und studiere die Programmübersicht. Ich richte mich gemütlich für den äußerst spannenden Thriller auf RTL ein, welcher Punkt zehn Uhr beginnt. Nach dem dritten Glas Rotwein genehmige ich mir, so als Krönung des Abends, noch ein großes Stück der Schwarzwaldtorte.

Sie können sich in etwa vorstellen warum meine Frau und ich immer wieder heftige Diskussionen betreffend mein Verhalten beim Einkaufen hatten. Das ständige Jammern und Flennen über meine zu vielen Kilos, um Unterstützung flehen, unmögliche Diäten anfangen und abbrechen sowie die zeitweise wirklich nicht auszuhaltende und nervenaufreibende Unzufriedenheit, stehen im krassen Gegensatz zu meinem Verhalten beim Einkaufen. Natürlich habe ich auch wieder einmal unser Haushaltungsbudget aufs Äußerste strapaziert und meine Frau für den Rest des Monates in einige Schwierigkeiten gebracht. Es war aber immer gute Absicht hinter meinen Handlungen. Dies war jedenfalls meine erneute Ausrede. Klar hat meine Frau am anderen Morgen gesehen, dass ich nach dem Abendessen noch eine halbe Flasche Rotwein getrunken und fast die halbe Torte aus dem Schwarzwald verdrückt hatte. Übrigens, zum Abendessen genoss ich ein Salami-Sandwich, zwei Stück Cervelats mit sämiger, vollfetter Mayonnaise und zwei Stück Brot!

# Die Sexualität

Auch in Bezug auf die sexuelle Aktivität in unserer Ehe gab es beiderseits immer wieder Frustrationen. Mit der schleichenden, aber stetigen Gewichtszunahme, an welche sich meine Psyche scheinbar immer wieder gewöhnen konnte, sind meine sexuellen Bedürfnisse und das Verlangen mit meiner Frau intim zu sein, nicht wirklich spürbar zurückgegangen. Ich war der Meinung, dass meine Frau gegenüber mir ebenfalls noch immer die gleichen erotischen Gefühle und geheimen Wünsche verspürte. Ich spielte mein körperliches Unwohlsein mehr oder weniger geschickt herunter, verdrängte mein Dicksein und war überzeugt nach wie vor eine unglaubliche sexuelle Anziehungskraft gegenüber meiner Frau zu haben und fühlte mich weiterhin als sexuell sehr anziehenden und attraktiven Partner. Was für ein Irrtum! Aber warum eigentlich?

Gehen wir einmal davon aus, dass ein normaler Mensch, Frau oder Mann, ein gewisses Idealbild eines attraktiven Sexualpartners hat. Diese Modeltypen werden uns laufend durch die Medien, die Werbung, respektive die Öffentlichkeit, unter die Nase gebunden. Sportlich, wohl proportioniert, hübsch, jung und schlank! So stellen sich effektiv ein Großteil der Männer und Frauen ihren idealen Liebespartner vor. Beispiel gefällig? Ich liege am Strand und genieße ein herrliches Sonnenbad unter tiefblauem Himmel. Eine junge Frau, Mitte zwanzig, knappes Bikini, sportlich, braungebrannt und schlank, spaziert an mir vorbei. Auf einen Schlag werden meine Sexualhormone aktiviert. Was für eine Traumfigur! Die Kurven sind ebenfalls alle am richtigen Ort. Kein Gramm Fett zu viel auf den Hüften, dem Bauch und dem Po. In Gedanken sehe ich mich schon inmitten wildester Liebesszenen mit der vorüberstolzierenden, himmlischen Schönheit. Typisch Mann, werden sich jetzt wohl viele weibliche Leserinnen sagen. Kann schon sein. Ich bin aber überzeugt, dass auch bei den Frauen die genau gleichen Verhaltensmuster und Gedanken entstehen und ebenfalls die entsprechenden Hormone aktiviert werden. Jedoch mit umgekehrten

Vorzeichen. Will heißen: Smarter zwanzigjähriger Jüngling, Waschbrettbauch, sportlich, durchtrainiert, braungebrannt und so weiter!

Was passiert allerdings, wenn eine Frau mit schätzungsweise hundert und zehn Kilogrammen Lebendgewicht, zu großem T-Shirt und umwickelt mit einem Badetuch an mir vorbei trampelt? Aufgedunsenes Gesicht, roten Schweißflecken unter den Armen und in den Kniekehlen und unglaubliche Fettmassen, welche bei jedem Schritt wie in Zeitlupe auf und ab wippen. Ich bin mir sicher, dass sich meine Hormone sofort in Luft auflösen und mich eine Schläfrigkeit übermannt, welche mit einem langen und ausgiebigen Gähnen endet. Kurven sind zwar vorhanden, aber leider am falschen Ort und hängend sind sie auch noch. Fettvorräte, wo immer man hinschaut, auf den Hüften, dem Bauch, einfach überall am ganzen Körper. Von Anziehungskraft oder wildem Begehren verspüre ich nicht die geringste Spur.

Zugegeben, auch etwas molligere oder dickliche Frauen haben ein gewisses Etwas in Bezug auf ihre erotische Ausstrahlung und können ihre Reize geschickt zur Schau stellen. Diese Frauen darf man deshalb sicher nicht einfach in den gleichen Topf werfen wie oben genanntes Extrembeispiel.

Mir persönlich wurde jedenfalls mit der Zeit bewusst, dass meine sexuelle und körperliche Anziehungskraft auf meine Frau wirklich nicht herausragend sein musste. Sie hat mir zwar immer wieder versichert, dass das äußere Erscheinungsbild eines Menschen keine Liebe zerstören kann, solange die innere Liebe noch aktiv ist. Ich fühlte aber und bin fest davon überzeugt, dass mein fetter Körper effektiv ein Sexkiller und Liebestöter war.

Viele renommierte Psychologen und so genannte Sachverständige sind ganz sicher nicht dieser Meinung. Nach ihren Meinungen hat wahre

Liebe zweier Menschen in einer Partnerschaft nichts mit Sexualität zu tun oder umgekehrt. Für mich gehört aber Sexualität zur Liebe wie die Luft zum Leben. Das Verlangen mit dem Partner oder der Partnerin intim zu sein und diese Bedürfnisse unbeschwert gemeinsam ausleben zu dürfen ist eine unwahrscheinliche Bereicherung für jede Beziehung. Sich öffnen, hingeben, ineinander verschmelzen, auf Wolken schweben und im Feuerwerk aufgehen. Dies sind unbezahlbare und unvergessliche Momente der Zweisamkeit in einer Partnerschaft. Sexualität gehört zur Liebe wie das füreinander Dasein, das Unterstützen und Helfen, Pläne schmieden, Erfahrungen austauschen, Erlebtes gemeinsam verarbeiten sowie Höhen und Tiefen gemeinsam bewältigen und überwinden. Sexualität in einer Partnerschaft bedeutet natürlich nicht nur das Miteinanderschlafen unter der Bettdecke. Zu einer sexuell aktiven Gemeinschaft gehören auch die erotischen Momente, das Austauschen von Zärtlichkeiten, die innigen Küsse, der ästhetische Anblick des Partners, das Tragen erotischer Unterwäsche und vieles mehr. Diese Ausführungen bestätigen meine Meinung, dass ein gutaussehender, ansprechbarer, attraktiver und gesunder Körper eines Partners eine gemeinsame Beziehung auf jeden Fall bereichert.

# Die Einsicht

Verzweiflung, Hoffnungslosigkeit, scheinbar unerhörte Hilferufe und vor allem die ständige Unzufriedenheit und der Frust haben mich nun schon jahrelang begleitet. Ein Ausweg ist aus meiner eingeengten Sichtweise nicht abzusehen. Es muss sich aber irgendetwas ändern. Aber was soll sich denn ändern? Wer hilft mir? Soll ich noch eine Diät anfangen? Kann mir meine Hausärztin helfen? Soll ich in eine Ernährungsberatung? Es gibt noch so viele Fragen und ich habe keine Antwort.

Moment mal! Habe ich nicht gerade gesagt „Ich habe keine Antwort"! Die Betonung auf „ich" hat mir eines Tages zu denken gegeben. All die Bemühen mein Gewicht in den Griff zu kriegen stützten sich bis anhin immer nur auf andere ab. Wer hilft mir? Welche Diät ist erfolgreich? Wer unterstützt mich? Wer begleitet mich?

Plötzlich habe ich eingesehen, dass dies nicht so weitergehen kann. Es wurde mir allmählich klar, dass nur ich allein etwas verändern konnte. Ich muss abnehmen. Ich muss meine Kilogramme verlieren. Ich muss mein Gewicht in den Griff kriegen. Ich muss mein Idealgewicht anstreben. Ich muss meine Ernährung umstellen. Ich muss weniger essen. Die anderen können mich unterstützen, mich motivieren, mich loben oder tadeln, mir helfen, mir moralisch beistehen, mich beraten oder mit mir Erfahrungen austauschen. Aber schlussendlich muss ich allein entscheiden, ob ich die Unterstützung, das Lob, die Hilfe, die Motivation, die Beratung und die Erfahrungen der anderen annehmen will oder nicht. Ich muss mir klar werden, was ich überhaupt will. Ich will mein Gewicht reduzieren und meine Ernährung umstellen. Ich will meine Gesundheit und mein allgemeines Wohlbefinden verbessern. Ich will mir ein Ziel setzen. Ich muss schlussendlich wissen, was ich will.

Ich habe endlich bemerkt, dass all die Fragen einzig und allein durch mein Ich beantwortet werden können. Mein Kopf muss die richtige Einstellung haben, damit ich den Kampf gegen das Übergewicht gewinnen kann. Mein Kopf muss mir allein die Willenskraft geben, damit ich auch bei Rückschlägen mein Ziel nicht aus den Augen verliere und aufgebe. Mir war ein Licht aufgegangen. Endlich wurde es in meinem Kopf klar. Endlich wusste ich, was ich eigentlich wirklich wollte: „Ich will mein Gewicht reduzieren, mein Zielgewicht erreichen, mein Idealgewicht halten"!

Ich will keine Ausreden mehr suchen. Ich will diese Ziele erreichen. Ich habe einige Tage gebraucht bis mir diese, auf den ersten Blick doch einfachen Ziele so richtig bewusstwurden und meine Willenskraft so langsam gestärkt und gefestigt wurde.

Die nächsten Fragen, welche ich mir stellte, waren die folgenden: Wie kann ich diese Ziele erreichen? Welche Unterstützung wäre wohl die beste und wirkungsvollste? War es nun Zufall, Eingebung oder gar eine himmlische Erleuchtung? Ich glaube weder noch. Ich bin der Meinung, dass schon allein der Klick in meinem Kopf vieles auslöste. Ich hatte ein Ziel vor Augen. Ich beachtete die angepriesenen Diäten nicht mehr. Ignorierte die hochtrabenden, realitätsfremden Versprechungen. Wollte nichts mehr wissen von all den Wundermittelchen und Schlankmacherwässerchen.

Ich will abnehmen, mein Zielgewicht erreichen und mein Idealgewicht halten! Dieser Gedanke hat mich nicht mehr losgelassen. Ich musste etwas bewegen, umstellen und verändern. Ich wollte seriös mein Problem anpacken und Lösungen finden, um mein Ziel zu erreichen. Ich hatte schon all die Adressen von ausgebildeten Ernährungsberatern und –Beraterinnen in der Umgebung zusammengesucht. Ich wollte eine seriöse und professionelle Beratung und Unterstützung. Dann, eines Tages, bin ich auf einen Artikel in einer Zeitung aufmerksam geworden. Irgendwie haben mich diese Zeilen auf den ersten Blick überzeugt:

*„Mit uns als Experten, Points Plus und dem fantastischen Kilo Kick nehmen Sie einfach und erfolgreich ab. Vergessen Sie einseitige,*

*langweilige Diäten – passen Sie Points Plus Ihrem Lebensstil an. Genießen Sie weiterhin Ihre Lieblingsgerichte, beschleunigen Sie Ihre Abnahme mit dem Kilo Kick und sagen Sie dem JoJo-Effekt ade. Erfahren Sie außerdem Interessantes über unsere wöchentlichen Treffen, gesunde Ernährung und erfolgreiche Teilnehmerinnen"*

Ich habe mich dann effektiv darum bemüht abzuklären, wo und wann diese wöchentlichen Gruppentreffen stattfinden. Ein kleiner Klick ins Internet auf der Homepage von „WeightWatchers" und schon bekommt man fast alle Antworten auf offene Fragen. Jeden Dienstag um achtzehn Uhr dreißig gibt es, unter anderen, im Restaurant Heerbruggerhof in Heerbrugg ein solches Treffen. Der Dienstag kam für mich sehr gut in Frage. Meine Frau war nicht engagiert an diesem Abend und auch die sportlichen Aktivitäten der Kinder konnten mir keinen Strich durch die Rechnung machen. Die Zeit war ebenfalls optimal. Ich könnte direkt von der Arbeit zum Treffen fahren. Dass der Treffpunkt in Heerbrugg nur zirka fünf Kilometer von Wohnort und Arbeitsort entfernt liegt kam mir natürlich auch höchst gelegen. Ich könnte das Gruppentreffen somit mit meinem Motorroller einfach und schnell erreichen. Ich hätte dadurch keinen längeren Anfahrtsweg und auch bei Regenwetter wäre der Weg kein unüberwindbares Problem. Somit wäre auch das Thema der Schlechtwetter-Ausreden vom Tisch gefegt. Diese Tatsachen haben mich zusätzlich in meiner Willenskraft motiviert und haben mich beflügelt, die lang ersehnte Veränderung in Angriff zu nehmen. Rein örtlich und zeitlich gesehen, hätte ich also schon eine optimale Lösung gefunden.

Doch will ich da wirklich hingehen? Bis zum nächsten Dienstag bleiben mir noch vier Tage Zeit zum Überlegen. Soll ich noch mehr Informationen über die, im Inserat angepriesene Methode sammeln, meinen Bekanntenkreis abklappern, um nach persönlichen und somit vielleicht auch individuellen Meinungen oder Erfahrungen nachzufragen? Soll ich mit meiner Frau das Dafür und Wieder besprechen? Soll sie mir die Entscheidung abnehmen? Nein, habe ich mir gesagt! Ich will etwas ändern, also will ich auch die Entscheidung allein treffen. Ich muss davon überzeugt sein, damit ich auch eine Veränderung herbeiführen kann. Nach einigen Überlegungen war ich fest entschlossen und felsenfest überzeugt das erste Gruppentreffen am nächsten Dienstag zu besuchen. Was wird da wohl auf mich zu kommen? Ich habe mir über diese Frage eigentlich nicht zu viele Gedanken gemacht. Mein Entschluss stand fest. Ich will etwas verändern und erreichen. Ich will mein Gewicht in den Griff kriegen.

Ich habe mich danach noch mit meiner Frau besprochen. Ich erzählte ihr vom Inserat und berichtete ihr über das Wo und Wann. Irgendwie hatte ich das Gefühl, dass auch meine Frau gemerkt hatte, dass ich selbst etwas verändern wollte. Sie hat mir dann auch gesagt, dass es für sie sehr positiv sei, dass ich den Entschluss selbst gefasst hätte. Sie war froh, dass ich sie nicht indirekt wieder einmal um Hilfe angefragt habe. Sie fühlte sich dadurch nicht unter Druck gesetzt. Sie musste für mich keine Entscheidung treffen. Sie hat ebenfalls gefühlt, dass es mir mit meinem Entschluss ernst ist und ich voll strotzender Willenskraft bin.

Am Montag vor dem ersten Gruppentreffen kamen mir plötzlich Zweifel auf. Hätte ich mich nicht doch noch mehr und besser informieren müssen? Wäre eine Beratung bei meiner Hausärztin oder bei einer Ernährungsberaterin nicht besser gewesen? Werde ich meinem Entschluss gewachsen sein? Werde ich etwas verändern? Gebe ich nach kurzer Zeit wieder auf und schmeiße den Bettel hin? Wird meine Willenskraft genügend groß sein? Bin ich effektiv so übergewichtig? Muss ich dann auf all die feinen Mahlzeiten und auf all die verlockenden Süßigkeiten verzichten? Wird noch ein Glas Wein oder ein Gläschen Whisky erlaubt sein? Wird mein Leben drastisch eingeschränkt? Wird mein Leben noch lebenswert sein?

Suche ich etwa schon wieder Ausreden, um meine Entscheidung rückgängig zu machen und das Treffen am Dienstag sausen zu lassen? Zum Glück war ich an diesem Montag nicht in einem unendlichen Tief. Ich spürte, dass mein Wille zum Abnehmen immer noch da war. Ich wurde durch all die negativen Gedankengänge und Zweifel sogar noch mehr motiviert. Meine Willenskraft wurde verstärkt. Ich will etwas verändern!

Am Dienstag war ich dann im Geschäft so sehr mit meiner Arbeit beschäftigt und gefordert, dass ich den ganzen Tag überhaupt keine Zeit hatte mir nochmals negative Fragen und Gedanken durch den Kopf gehen zu lassen. So gegen siebzehn Uhr dreißig wurde ich dann jedoch innerlich gleichwohl ziemlich angespannt und ich verspürte ein nervöses Kribbeln im Bauch. Soll ich wirklich hingehen? Es wäre doch viel einfacher alles beim Alten zu belassen. Ich lebe noch. Ich bin noch gesund und einigermaßen munter. Möchte mein Leben in vollen Zügen genießen. Möchte doch nicht auf all die herrlichen und leckeren Lebensmittel verzichten. All die leiblichen Einschränkungen über mich ergehen lassen. Mein scheinbar genussvolles Leben an den Nagel hängen. Nein, nein, ich muss und will etwas verändern.

## Ein Jahr zum Erfolg

Ich war also noch immer bereit etwas zu verändern. Ich konnte mir aber nicht so recht vorstellen, ob mein Vorhaben auch wirklich umsetzbar ist. Es müssen doch mehr als zwanzig angefressene Kilogramme abgenommen werden. Werde ich dafür Jahre brauchen? Werde ich je einmal mehr als zehn Kilogramme abnehmen? Was wird das für ein Gefühl sein?

Mit all diesen Gedanken im Hinterkopf ist es nicht einfach sich ein zeitliches Ziel zu setzen. Ich wollte mich deshalb nicht zu viel unter einen zeitlichen Druck setzen. Ich sagte mir, dass ich erst einmal den Anfang machen muss. So zirka ein bis zwei Monate durchziehen. Erfolg oder Misserfolg anhand einer Standortbestimmung definieren und weitersehen. Es nützt nichts sich unmögliche und schwer erreichbare Ziele zu setzen, alles bis ins letzte Detail zu planen und zu überlegen. Meistens steht man dann vor einer unüberwindbaren Hürde, man sieht den Wald vor lauter Bäumen nicht mehr. Man wird dadurch eine Veränderung nie beginnen und in die Tat umsetzen. Lieber so schnell als möglich etwas in Angriff nehmen, in die Tat umsetzen und umgehend erste Erfolge feiern, auch wenn diese noch so klein sind. Positive Erfolge motivieren immer wieder ein Projekt weiterzuführen und zu Ende zu bringen. „Positive Thinking" ist zwar nur ein weiteres, in der heutigen Zeit häufig gebrauchtes Schlagwort, aber ich bin davon überzeugt, dass noch viel mehr dieses „Positive Denken" bei Arbeiten allgemein und gewissen Handlungen im speziellen angewendet und in den Vordergrund gerückt werden sollte. Es wird dadurch viel mehr lösungsorientiert, statt problemorientiert gehandelt. Das Leben allgemein würde für viele Menschen lebenswerter, wenn alle mit positiven Gedanken durch das Leben gehen könnten. Das Positive in den Vordergrund rücken. Positiv auf Menschen zugehen. Vieles auf dieser Welt würde einfacher und menschlicher. Weniger Neid, Missgunst, Machtgehabe, Grabenkämpfe und Hass. Mehr Akzeptanz,

Mitmenschlichkeit, Verständnis, Einfühlsamkeit, Zufriedenheit führen zwangsläufig zu einem besseren individuellen Lebensgefühl. So manche kriegerischen Auseinandersetzungen könnten in den Keimen erstickt oder sogar ganz vermieden werden. Ein Wunschgedanke? Leider ja! Der Mensch bleibt ein Mensch, mit all seinen Stärken und Schwächen.

In diesem Sinne habe ich versucht mich für die bevorstehende Veränderung zu motivieren. Ich will die Veränderung nicht unter Druck in Angriff nehmen. Ich bin positiv eingestellt. Ich will als Individuum etwas für mich persönlich verändern. Ich will der Negativspirale entrinnen, mein Selbstgefühl und Selbstbewusstsein stärken, meine negativen Gedanken abschütteln und ein neues Lebensgefühl erfahren.

# Das erste Gruppentreffen

An diesem Dienstag, dem 14. Januar 2003, besuche ich dann tatsächlich das erste Gruppentreffen der „WeightWatchers" in Heerbrugg. Ich treffe um zirka siebzehn Uhr fünfundvierzig, direkt nach der Arbeit, im Restaurant Heerbruggerhof ein. Ich finde auch sogleich den Saal, in welchem die Treffen jeweils stattfinden. Mit einem herzlichen Willkommen werde ich von der Gruppenleiterin Ria begrüßt. Sie fragt mich auch gleich, ob ich mich sofort einschreiben möchte oder ob ich zuerst einmal, so quasi als Probesitzung, nur als Zuhörer am Treffen teilnehmen möchte. Ich bin aber immer noch motiviert und entschlossen mich sogleich einzuschreiben. Die Gruppenleiterin übergibt mir noch einige Unterlagen und bittet mich am Ende des Treffens noch zu bleiben, damit sie weitere wichtige Erklärungen über die „Points Plus" Methode von „WeightWatchers" mitteilen könne. Ria erklärt mir auch, dass sich beim Treffen alle duzen und sich beim Vornamen ansprechen. Dies soll sicher zu einer ungezwungenen Atmosphäre während den gemeinsamen Diskussionen beitragen, das Gemeinschaftsgefühl verstärken, da ja effektiv alle Anwesenden im gleichen Boot sitzen. Für mich persönlich ist dies kein Problem.

Nun muss ich das erste Mal auf die Waage. Diesmal kann ich meine langjährige und bewährte Prozedur des Besteigens der Waage nicht durchführen. Erstens kann ich nicht ohne meine Kleider auf die Waage stehen und zweitens gibt es auch keine Hilfe zum Besteigen der Wiegeplattform. In der Nähe steht weit und breit keine Badewanne und ich kann mich somit, vor dem Besteigen der Waage, nicht mit beiden Händen abstützen, um damit das Ergebnis des Wiegens nicht durch brüske Bewegungen negativ zu beeinflussen. Ich muss ebenfalls keine Korrektur und Kontrolle der Waage vornehmen und profitierte dadurch natürlich auch nicht von den rund fünf hundert Grammen Bonus, welche ich mir jeweils bei der Nulleinstellung des Zeigers zugestanden habe. Die digitale Ablesung des Gewichtes ist gegenüber meiner analogen Zeiger-Waage auch überhaupt nicht bestechlich. Rundungsfehler beim Ablesen sind dadurch jedenfalls völlig ausgeschlossen. Zu meinem Leidwesen kann ich die Anzeige des Gewichtes nicht einmal selbst mitverfolgen, da diese nicht in Richtung des zu Wiegenden gestellt ist. Carmen, die zweite Beraterin, respektive Assistentin der Gruppenleiterin, teilt mir dann mit, dass mein heutiges Ausgangsgewicht hundert und zehn Kilogramme plus vier hundert Gramme sei. Dies ist also effektiv die offizielle Bestätigung. Meine Waage zu Hause hat also sicher nicht ein falsches Gewicht angezeigt, auch wenn es sich nur um eine billige, analoge Personenwaage handelt, wie wir sie sicher zu Millionen in all den Haushalten vorfinden.

Als mein persönliches Idealgewicht wähle ich dann fünfundachtzig Kilogramme plus vier hundert Gramme. Es müssen also im Ganzen fünfundzwanzig Kilogramme Fett weg. Bei meiner Größe von einem Meter und vierundachtzig Zentimeter müsste mein Gewicht zwischen achtundsechzig und achtundachtzig Kilogrammen liegen. Dies ergäbe dann einen BMI-Wert zwischen 20 und 26.

Der Body Maß Index (BMI) wird heute von den meisten Medizinern und Ernährungsfachleuten als ein anerkanntes Maß zur generellen Beurteilung des Körpergewichts eingesetzt. Zur Berechnung des BMI dient die Körpergröße als Ansatzpunkt. Das Gewicht wird durch die Körpergröße im Quadrat geteilt (kg/m²). Als normal und gesund wird ein BMI von 18,5 bis 25 betrachtet. Ein Wert zwischen 25 und 30 zeigt ein leichtes, ab 30 starkes Übergewicht mit gesundheitlichen Risiken.

Mit meinem hundert und zehn Kilogrammen Lebendgewicht habe ich einen BMI-Wert von nahezu 33! Das heißt also, dass ich starkes Übergewicht mit gesundheitlichen Risiken habe. Wenn ich es also schaffen könnte, die fünfundzwanzig Kilogramme abzuspecken, würde mein BMI-Wert auf 25 zu stehen kommen. Dies würde sich somit erheblich auf meine zukünftige Gesundheit und auf mein allgemeines Wohlbefinden auswirken.

Nach dem Ausfüllen des Einschreibeformulars und einigen groben Informationen über den Ablauf und natürlich speziell über die Kosten dieser Methode, setze ich mich und warte der Dinge, die da noch kommen sollten. Wie ich so da sitze und auf den Beginn des Treffens um achtzehn Uhr dreißig warte, kommen immer mehr Frauen in den Raum. Nette Begrüßungen. Ein kurzes Hallo. Eine neugierige Nachfrage: „Wie war die letzte Woche?" Die Antworten sind zum Teil recht unterschiedlich. Sehr gut! Super! Na ja! Nicht so gut! Ach, sehr schlecht! Ich hatte drei Einladungen zu Geschäftsessen im Restaurant! Ich musste zu zwei Geburtstags-Partys!

Die Antworten werden dann entweder auf brutale Weise mit dem Resultat des Wiegens bestätigt oder aber mit Überraschung und Freude widerlegt, wenn wieder ein paar Gramme weniger an Gewicht angezeigt werden. Je näher der Uhrzeiger auf achtzehn Uhr dreißig rückt, je gefüllter wird der Saal. Ich glaube es waren schlussendlich an die sechsundzwanzig Frauen anwesend. Sie haben richtig gehört. Ich habe gesagt Frauen. Ich bin und bleibe der einzige Mann im ganzen Saal. Wenn das nur gut geht? Ich komme mir jedenfalls fast wie ein außerirdischer Körper am falschen Platz vor. Zum Teil bemerke ich aber auch eine gewisse Überraschung und Unsicherheit bei den Frauen. Was will dieser Kerl in unserer Frauenrunde? Jetzt können wir nicht mehr offen über unsere Frauenprobleme reden! Dies ist jedenfalls mein erstes Gefühl in dieser neuen Situation. Das stellt sich allerdings dann sehr rasch als Fehleinschätzung meinerseits heraus. Übergewicht ist nicht ein Frauenproblem schlechthin! Übergewicht ist ein Problem von Mann und Frau. Studien beweisen, dass 42 Prozent der Männer und „nur" 28 Prozent der Frauen an Übergewicht leiden. Übrigens sagen diese Studien ebenfalls, dass rund ein Drittel der Kinder übergewichtig sind! Ich lasse mich aber nicht weiter beirren, denn ich weiß ja, was ich will. Ich will etwas verändern! Ich will abnehmen!

In neuen Situationen wirke ich zuerst normalerweise ruhig und ich beobachte jeweils sehr genau die Umgebung, bevor ich drauflos schnattere. Ich muss mich auch nicht gleich bei der ersten Gelegenheit in den Vordergrund stellen und sofort im Mittelpunkt stehen. Dadurch wirke ich offensichtlich auf andere Personen jeweils als ruhig, wenn nicht sogar als schüchtern. Ich bin aber in meinem bisherigen Leben mit dieser Art und Weise immer recht gut zurechtgekommen. Zuerst abwarten, beobachten und sich an die neue Situation gewöhnen. Man kann auf jeden Fall fremde Personen zuerst einmal, sozusagen aus dem stillen Kämmerlein, beobachten und erste Eindrücke gewinnen. Ich kann die verschiedenen Personencharaktere schon einmal grob in die unterschiedlichen Verhaltensmuster einreihen. Dies ist für mich jedes Mal höchst interessant und man gewinnt dadurch ganz sicher auch an Lebenserfahrung. Schlussendlich kann ich mich danach jeweils auch schnell an neue Situationen anpassen und habe auch nicht groß Probleme auf andere Menschen zu zugehen und Kontakte zu knüpfen. Dies ist bei diesem ersten Gruppentreffen genau gleich. Vor allem auch, wenn sich dann noch nahezu dreißig Frauen im selben Raum aufhalten. Es geht hier nicht um sexistische Gedanken. Im Gegenteil, ich sehe all die Frauen mit ihren verschiedenen Äußerlichkeiten und realisiere, dass diese Menschen ohne Zweifel genau gleiche oder doch wenigstens ähnliche Probleme haben wie ich selbst. Die anwesenden Frauen haben oder hatten alle Probleme mit ihrem Gewicht. Einige sind sicher schon längere Zeit dabei. Die sehen ja zum Teil schon recht schlank aus. Wieder andere haben sicher noch etliche Kilogramme abzuspecken. Es gibt auch Extremfälle von Übergewicht. Neben diesen Beispielen komme ich mir daneben wie ein schlankes Bürschchen vor. Moment Mal, ich darf mich nicht mit diesen Übergewichtigen vergleichen. Ich muss mein Gewicht in den Griff kriegen. Suche ich etwa schon wieder eine Ausrede, um mein Übergewicht zu verharmlosen oder sogar zu verdrängen? Nein, ich glaube nicht. Vielmehr kommt es mir vor, als wären diese verschiedenen Personentypen schon allein eine Motivation und zugleich Ansporn, um meinem Ziel näher zu kommen. Ich möchte auf keinen Fall einmal so aussehen und dermaßen übergewichtig sein wie einige der anwesenden Frauen.

Scheinbar sind nun alle Teilnehmerinnen für das heutige Treffen anwesend und jede einzelne hat die Prozedur des Wiegens ebenfalls überstanden. Es ist jetzt mittlerweile auch Punkt achtzehn Uhr dreißig. Ria, die Gruppenleiterin, muss zwei bis drei Mal Anlauf nehmen, bis alle Frauen einigermaßen ruhig geworden sind. Typisch Frauengeschnatter, fährt es mir durch den Kopf. „Guten Abend und herzlich willkommen", beginnt Ria das offizielle Treffen. Sie begrüßt jede einzelne neu anwesende Person mit Vornamen und stellt zugleich ein paar Fragen über die Gründe und Motivation, welche dazu geführt haben, am Treffen teilzunehmen. Sie fragt ebenfalls: „Wie viele andere Diäten hast du schon durchgemacht? Wie oder durch wen bist du auf „WeightWatchers" aufmerksam geworden?"

Danach begrüßt sie auch die Frauen, welche am letzten Dienstag neu angefangen haben und fragt wie die Woche so verlaufen sei, wie man sich an die Points gewöhnt habe, ob man allenfalls gehungert habe und am Schluss natürlich wie viel man abgenommen habe. „Ich habe 1,8 Kilogramm abgenommen", sagt eine zirka dreißigjährige Frau, die wirklich noch ziemlich gut genährt aussieht. Ein erstauntes Raunen geht durch den Saal, begleitet von ein paar Bravo-Rufen. Auch Ria ist vollen Lobes über solche Antworten und versucht immer wieder die Anwesenden in die Diskussion mit einzubeziehen. Einerseits werden dadurch einzelne Erfahrungen an andere Teilnehmerinnen des Treffens weitergegeben. Andererseits haben auch Teilnehmerinnen die Möglichkeit sich zu äußern, bei welchen es vielleicht momentan mit der Abnahme nicht so richtig vorwärts geht. Unterstützung kommt dann effektiv von Seite der Gruppenleiterin und immer auch wieder von anderen Teilnehmerinnen, welche auch schon gleiche, negative Phasen durchlaufen haben. Ria versucht auch immer wieder auf die verschiedenen, speziell abgestimmten „WeightWatchers" Rezepte hinzuweisen. Schwingt auch heftig die Werbetrommel für die doch zahlreich erschienenen Rezeptbücher von „WeightWatchers" mit all den Köstlichkeiten und für sonstige spezielle „WeightWatchers"-Produkte (Riegel, Backformen, usw.).

Ich persönlich fühle mich an diesem ersten Treffen noch nicht so ganz wohl. Erst nach dem Kurs erklärt uns dann Ria noch im Detail, wie die „Points Plus" Methode überhaupt im täglichen Leben anwendbar ist. Erklärt, dass es äußerst wichtig sei die volle, jeweilig zustehende Punktzahl pro Tag auszunutzen. Man muss unbedingt genügend essen, damit die Verbrennung im Körper wirklich angeregt wird und nicht auf Sparflamme schaltet und somit Fett ansetzt anstatt abbaut. Irgendwie tönt dies schon logisch und verständlich, aber so richtig glauben kann ich es noch nicht. Man muss also eine gewisse Menge pro Tag essen und dies sogar, ohne zu hungern. Wenn dies geschickt eingeteilt wird, kann man viel essen und die verwünschten Hungergefühle oder sogar ein absoluter Heißhunger auf irgendetwas, können vermieden werden. Man muss also nicht hungern! Das klingt alles recht und gut. Aber kann ich dies auch in die Praxis umsetzten? Ausgerüstet mit verschiedenen Broschüren und einem leeren Points-Wochentagebuch, ziemlich viel neuen Informationen in meinem Kopf und natürlich erleichtert, dass ich wirklich den ersten Schritt für eine Veränderung unternommen habe, verlasse ich das Restaurant so gegen neunzehn Uhr vierzig. Ich fahre nach Hause, in Gedanken immer noch am Treffen. Zu Hause angekommen, erzähle ich meiner Frau die ersten Eindrücke des Treffens. Sie hatte schon ein komisches Gefühl, als ich ihr erzählte, dass ich der einzige Mann in der Frauenrunde bin. Viel später hat sie mir dann einmal gesagt, dass sie nach dem ersten Treffen eigentlich überzeugt war, dass ich keine weiteren Frauentreffen mehr besuchen würde. Umso stolzer war sie dann auf meinen Durchhaltewille und den

Erfolg, als ich nach so ziemlich genau einem Jahr mein Idealgewicht erreicht hatte.

# Die gesunde Ernährung

Die Einsteiger bei „WeightWatchers" erhalten während den ersten zwölf Wochen jeweils eine Broschüre als Unterstützung zum Abnehmen. Diese informativen Unterlagen enthalten wertvolle Informationen und Tipps für eine erfolgreiche und vor allem langfristige Abnahme und zugleich grundlegende Hinweise für eine gesunde Ernährung. Weiter werden köstliche und zum Teil sehr einfache und schnelle Rezepte und Mahlzeitenvorschläge, einfache Bewegungsübungen und Kilo Kicks vorgeschlagen. Es werden auch gelebte Erfolgsgeschichten und allgemeine Erfahrungen an die Gruppenteilnehmenden weitergegeben.

In der Broschüre Nr. 1 finde ich unter anderen Informationen insgesamt sechs Fit-Formeln, welche auf einer langfristig gesunden Ernährung basieren und das allgemeine Wohlbefinden unterstützen und fördern.

## *„5 x Obst und Gemüse – ein gesunder Hochgenuss!"*

Zahlreiche Studien belegen, dass der Verzehr an Obst und Gemüse das Krebsrisiko erheblich senkt. Es wird empfohlen mindestens dreihundert Gramme Gemüse und zweihundert Gramme Obst pro Tag zu essen. Als optimal wird vorgeschlagen mindestens fünf Portionen Obst und Gemüse pro Tag zu verzehren. Die meisten Gemüse und Obst sind praktisch fettfrei, schlagen mit wenigen Kalorien zu Buche, enthalten eine Vielzahl an Vitaminen, Mineralstoffen und Ballaststoffen. Gemüse und Obst enthalten ebenfalls reichlich Nahrungsfasern und sekundäre Pflanzenstoffe (wie Farb-, Geruchs- und Geschmacksstoffe). Diese leisten einen wesentlichen Beitrag zur Reduzierung der Arteriosklerose (Arterienverkalkung). Werden Obst und Gemüse der jeweiligen Saison angepasst, ist dies nicht nur preiswerter, sondern auch vitaminreicher.

Frühling:
Radieschen, Spargeln, Spinat, Äpfel, Erdbeeren und Rhabarber.

Sommer:
Blattsalaten, Blumenkohl, Bohnen, Broccoli, Zucchini, Gemüsepeperoni, Tomaten sowie Obst wie Beerenfrüchte, Kirschen, Melonen, Nektarinen, Pfirsiche und Pflaumen.

Herbst:
Kohlgemüse, Kürbis, Lauch, Randen, Wirsing, Äpfel, Birnen und Weintrauben.

Winter:
Chicorée, Feldsalat, Kohlgemüse, Lauch, Sellerie, Ananas, Clementinen und Orangen.

Das Angebot ist also enorm und es ist wirklich für fast jeden und jede etwas vorhanden. Sehe ich mich in einem Supermarkt um, so kann ich viele Gemüse und verschiedenes Obst praktisch zu jeder Jahreszeit kaufen. Natürlich schwanken die Preise zum Teil recht erheblich und auch qualitativ sind ganz sicher nicht alle Angebote zu jeder Jahreszeit gleichwertig.

### „Calcium – Nahrung für die Knochen!"

Calcium ist ein wichtiger Bestandteil in der Nahrung und ist für den Menschen unentbehrlich für den Aufbau und die Festigung von Knochen und Zähnen. Es übt zudem eine wichtige Funktion im Stoffwechselsystem aus. Calciummangel kann langfristig zu Knochenschwund (Osteoporose) führen. Calciumreiche Nahrungsmittel finden wir in Milchprodukten wie zum Beispiel im Magerquark, Käse, Parmesan, fettarmer Joghurt, fettarmer Milch. Calcium kommt aber auch reichlich im Mineralwasser, Fenchel, Basilikum, Broccoli, Grünkohl sowie im Tofu vor.

Auch hier kann ich mir also den täglichen Calciumbedarf relativ einfach über mehrere, verschiedene Lebensmittel zuführen. Achte ich zudem noch auf fettarme Produkte, kann ich auch einen wertvollen Beitrag an meine Gesundheit leisten.

### *„Fett ist nicht gleich Fett!"*

Obwohl ich alle fetthaltigen Nahrungsmittel möglichst vermeiden will, damit mein Körperfett verschwindet, darf ich aber unter keinen Umständen sämtliches Fett aus meiner Nahrung streichen. Fett schützt die Körperorgane vor Verletzungen, sorgt für die Aufnahme der fettlöslichen Vitamine A, D, E und K und ist eine wichtige Energiequelle.

Wir unterscheiden zwischen:

- **gesättigten Fettsäuren** - enthalten in fettem Fleisch, Käse, fetter Wurst, Schmalz und bestimmten pflanzlichen Fetten, wie Palm- oder Kokosöl.
- **einfach ungesättigten Fettsäuren** – enthalten in Olivenöl, Rapsöl, Nüssen, Avocados.
- **mehrfach ungesättigten Fettsäuren** – enthalten in Pflanzenölen, Distel-, Sonnenblumen-, Soja- und Keimöl, Fischsorten, wie Lachs, Makrelen, Sardinen, Hering und schlussendlich in der Margarine.

Gesättigte Fettsäuren sind verantwortlich für das Ansteigen des Cholesterins im Blut. Einfach ungesättigte Fettsäuren können der Arterienverkalkung, dem Hauptrisiko für Herz-Kreislauf-Erkrankungen, vorbeugen. Sie haben eine cholesterin-senkende Wirkung. Mehrfach ungesättigte Fettsäuren können vom Körper nicht selbst hergestellt werden. Sie zählen zu den lebensnotwendigen (essenziellen) Fettsäuren und müssen mit der Nahrung aufgenommen werden. Ganz ohne Fett geht es also nicht. Aber zu viel Fett macht fett!

Zum Teil unbewusst nehmen wir normalerweise zirka zwei Drittel des Nahrungsfettes durch versteckte Fette in der täglichen Nahrung auf. Bis heute waren die folgenden Lebensmittel für mich auch immer wieder besondere Leckerbissen, welche ich effektiv relativ oft und zum Teil in unverhältnismäßigen Mengen genossen habe:

Butterzopfbrot mit Butteraufstrich und süßer Konfitüre – Buttergipfel zum Kaffee - Rahmsauce zum durchzogenen Schweinsschnitzel mit Pommes Frites – im Öl getränkte und gebratene Fischstäbchen – knusprig gebratene und gut gewürzte Haut der Hähnchenschenkel – ausgiebige Käseplatte mit köstlichem Weißbrot – ein deftiges Salami-Sandwich mit einem Streichkäseaufstrich – eine würzig feine Rohesswurst mit Kartoffelchips – Käse-Raclette mit gegrilltem Speck und geschwellten Kartoffeln in Mayonnaise getränkt – ein süßes Stück Schwarzwaldtorte – eine ausgiebige Portion Eis mit einem Dach aus Rahm – ein guter Whisky oder mehrere Gläser Weiß- oder Rotwein oder ein deftiges Bier.

**„Die Abwechslung macht's!"**

Der Körper braucht Vitamine und Mineralstoffe. Pflanzliche und tierische Lebensmittel sorgen dafür, dass er alle lebensnotwendigen Nährstoffe erhält. Während der Gewichtsabnahme ist dies besonders wichtig, damit man körperlich und geistig optimal fit bleibt. Wir wollen nicht unsere positiven Lebensgeister reduzieren, sondern Fett abbauen. Wir wollen unser allgemeines Wohlbefinden und unsere Gesundheit verbessern.

Die Nahrungspyramide zeigt eindrücklich in welchem Mengenverhältnis die verschiedenen Lebensmittel täglich vom Körper aufgenommen werden sollten. Möglichst viel Gemüse und Obst, gefolgt von kohlenhydratreichen Nahrungsmitteln wie zum Beispiel Brot, Kartoffeln, Teigwaren, Reis und Getreide allgemein. Zirka zwanzig Prozent eiweißreiche Lebensmittel, wie Fisch und fettarme Milchprodukte. Am Schluss bleiben noch einige wenige Prozent an Ölen und Fetten.

Getreide und Getreideprodukte auf Vollkornbasis sowie Kartoffeln und Hülsenfrüchte sind eine weitere Quelle und Grundlage für Nahrungsfasern. Damit eine genügende Menge an Schutzstoffen für den Körper gewährleistet werden kann, sollten diese Nahrungsmittel mehrmals täglich eingenommen werden.

Die tägliche Ernährung kann also sehr abwechslungsreich sein und muss im optimalen Mengenverhältnis stehen, damit wir fit bleiben, das Gewicht reduzieren und das erreichte Idealgewicht langfristig halten können.

### *„Alkohol – Genuss in Massen!"*

„Ein kleines Gläschen in Ehren kann niemand verwehren". Dieses Sprichwort trifft haargenau auf den Genuss von Alkohol zu. Ein Glas Wein sollte man zwischendurch bewusst und ausgiebig genießen können. Der mäßige, aber regelmäßige Konsum von Rotwein (für Frauen 1 dl pro Tag, für Männer 2 dl pro Tag) hat eine anti-oxidative Wirkung (Schutz für unsere Zellen vor Oxidation = Alterung und Zerstörung) und trägt so zur Verringerung der Arteriosklerose bei.
Alkohol hat praktisch keine Nährstoffe, die für den Körper wichtig oder lebensnotwendig sind. Alkohol liefert aber fast so viele Kalorien wie Fett.
Große und ausartende, zum Teil tägliche Saufgelage sollten, unserer Gesundheit zuliebe, auf jeden Fall vermieden werden. Zudem könnte mit einem massiv reduzierten und eingeschränkten Alkoholgenuss so manches Elend, wie zum Beispiel schwere Autounfälle oder unvorstellbare Familiendramen, vermieden werden.

## „Trinken Sie sich fit!"

Diese Formel bezieht sich nicht auf die obenstehenden Ausführungen betreffend den Genuss von Alkohol.

Vielmehr heißt hier das Zauberwort „Wasser". Verspürt der Mensch Durst, hat sein Körper bereits ein Flüssigkeitsdefizit. Wir sollten deshalb auch trinken, wenn wir noch keinen Durst haben. Eine ausgeglichene Wasserbilanz des Organismus (Wasserzufuhr = Wasserabfuhr) ist notwendig, um die Körperfunktionen aufrecht zu erhalten.

Um den Körper fit zu halten, wird empfohlen täglich mindestens 1,5 bis 2 Liter zu trinken. Neben dem Wasser stehen uns auch noch andere gesunde Getränke zur Verfügung, die eine Gewichtsabnahme positiv unterstützen. Abwechslung in unserem Trinkalltag erreichen wir mit Früchtetee, Kräutertee, Fruchtsaftschorlen (Fruchtsäfte verdünnt mit Mineralwasser im Verhältnis 1:1) sowie Light-Getränke ohne Koffein und Mineralwasser mit Obst- oder Zitronensaft. Koffeinhaltige Getränke, wie Kaffee und Schwarztee dürfen nicht zur täglichen Mindest-Trinkmenge gezählt werden. Es wird empfohlen zu jeder Tasse Kaffee die gleiche Menge Wasser zu trinken.

Trinken macht nicht schlank, aber regelmäßiges Trinken kann sehr wohl mithelfen den Gewichtsverlust positiv zu beeinflussen und sogar zu beschleunigen.

## Die «Points Plus» Methode

„WeightWatchers" schlägt die „Points Plus" Methode für eine wirkungsvolle und erfolgreiche Abnahme vor. Allen Nahrungsmitteln, die man isst oder trinkt, wird eine gewisse Punktzahl zugeordnet. Diese Punktzahl wird für die jeweiligen Lebensmittel speziell berechnet und ist abhängig von den Kalorien, dem Fettgehalt und der Menge (z.B. Punktzahl für hundert Gramm oder zwanzig Milliliter).

Für das Essen und Trinken sind vier relativ einfache Schritte für einen Start mit „Points Plus" zu befolgen:

### *„Jeden Tag steht je nach Körpergewicht und Geschlecht eine bestimmte Anzahl von Points zu unserer Verfügung!"*

Ich konnte also nach diesen Angaben zu Beginn meiner Abnahme mit meinem Gewicht von zirka Hundert und zehn Kilogrammen Nahrungsmittel mit einem Gegenwert von 34 Punkten pro Tag essen und trinken.

### *„Alles, was Sie essen oder trinken, ist eine bestimmte Anzahl Points wert!"*

Mit Hilfe der Points-Listen können so die täglichen Mahlzeiten zusammengestellt werden. Eine weitere Möglichkeit besteht, sich die täglich notwendige Anzahl Points mit Mahlzeitenvorschlägen zusammenzustellen und durch weitere Nahrungsmittel zu ergänzen. Die Points-Liste vermittelt uns rasch einen Überblick der wichtigsten Nahrungsmittel und Getränke in Bezug auf die Anzahl Points pro entsprechende Menge. Der Einkaufsführer von „WeightWatchers" beinhaltet die Points zu über 3'000 der geläufigsten und klassischsten Lebensmittel der verschiedenen Anbieter. Eine weitere wertvolle Hilfe beim Einkaufen ist der Points Calculator. Die Anzahl Points von verschiedenen Nahrungsmitteln kann per Knopfdruck in Sekundenschnelle errechnet werden. Die

Berechnung erfolgt je nach Wahl. Entweder direkt bezogen auf hundert Gramm oder mit Eingabe einer x-beliebigen Menge eines Lebensmittels. Es genügt die Eingabe der Anzahl Kalorien und des Fettgehaltes pro hundert Gramm, sowie die gewünschte Menge eines Nahrungsmittels in Grammen und schon wissen wir wie viele Points zum Beispiel fünfzig Gramme Schokolade enthalten. In diesem Beispiel enthält eine halbe Tafel Schokolade (= fünfzig Gramme) so ziemlich genau sieben Punkte!

### *„Mit Points Plus können Sie bis zu 4 Points pro Tag einsparen!"*
Während der Abnahme kann es immer wieder vorkommen, dass wir irgendwo privat oder im Restaurant zum Essen eingeladen sind, eine Geburtstags-Party, ein Grillfest oder sonst ein Fest steigt. In solchen Momenten haben wir normalerweise auf die Auswahl und die Zubereitung der Speisen nur beschränkt oder zum Teil überhaupt keinen Einfluss. Wenn wir bei solchen Gelegenheiten jedes Mal jegliche Nahrung ablehnen würden, könnten wir durchaus den Eindruck erwecken, dass wir die Einladung nicht schätzen und somit längerfristig nicht mehr eingeladen werden. Der gleiche Effekt könnte sich auch dann einstellen, wenn wir jegliche Einladungen, mit Verweis auf unsere Diät, ablehnen würden. Durch eine entsprechende Organisation ist es mit der „Points Plus" Methode allerdings möglich bis zu vier Points vorher oder unmittelbar nachher einzusparen und sie dadurch bei einer anderen Gelegenheit (Einladung, Restaurant, Party, usw.) zu verbrauchen. Die eingesparten Points sollten aber innerhalb einer Woche verwendet werden. Die Reserve kann nicht auf die nächste Woche übertragen werden.

Meine persönlichen Erfahrungen zeigten mir auch, dass das Abnehmen nicht zu verbissen und verkrampft sowie zu extrem erfolgen sollte. Isst man zum Beispiel im Restaurant einen gemischten Salat, weiß man natürlich nicht im Detail wie viel Fett, respektive Öl, in die Salatsauce hineingeschüttet wurde. Ich habe dies jeweils pragmatisch angeschaut und die Salatsauce mit zwei Points abgebucht. Würde ich jeden Tag im Restaurant essen, müsste sicher diese doch recht grobe Points-Berechnung näher angeschaut werden, eventuell korrigiert und angepasst werden.

### „Bewegung bringt Bonus-Points!"

Durch Bewegung wird vom Körper zusätzliche Energie verbrannt. Ich kann mir also dadurch so genannte Bonus-Points dazuverdienen. Diese Bonus-Points sind abhängig von der auszuführenden Sportart und der Dauer der jeweiligen Aktivitäten und Bemühungen. Mit einem halbstündigen Spaziergang im normalen Tempo, kann ich mir zum Beispiel zwei Bonus-Points gutschreiben. Es wird empfohlen, die Anzahl Bonus-Points, welche zum Essen verwendet werden, auf zwölf Points pro Woche zu begrenzen. Bei extremer sportlicher Aktivität wird ebenfalls empfohlen sich mit einer Gruppenleiterin in Verbindung zu setzen, um die erlaubten und zu verbrauchenden Points der speziellen Situation anzupassen.

Die „Points Plus" Methode von „WeightWatchers" ist relativ einfach zu handhaben, zu befolgen und in die Praxis umzusetzen. Sie hat folgende Vorteile:

–  Es müssen keine Lebensmittel abgewogen werden und auch das komplizierte Rechnen mit Kalorien entfällt.
–  Es gibt keine verbotenen Lebensmittel. Mit den Points finden wir auch sicher unsere Lieblingsspeisen. Wir dürfen alles essen, aber natürlich kontrolliert und in gewissen Mengen. Vernünftig und verhältnismäßig!
–  „Points Plus" passt sich unserem Lebensstil an. Das Programm kann trotz Restaurantbesuchen, Einladungen, besonderen Anlässen, Essen am Arbeitsplatz und mit der Familie, auch mit Kindern, erfolgreich durchgeführt werden.

Es braucht eine gewisse Organisation (Einkaufen, Wochen-Mahlzeitenplanung, usw.) und Konsequenz (Points-Tagebuch), damit die täglich notwendige Anzahl Points nicht unter- oder überschritten wird. Ein wichtiger Punkt ist ebenfalls, dass man wirklich die täglich festgelegte Anzahl Points ausnützt. Viele Gruppenteilnehmerinnen sind immer wieder der Meinung, dass bei einer Reduktion der Anzahl Points die Gewichtsabnahme beschleunigt werden könnte. Diese Meinung wird durch die Gruppenleiterin jeweils sofort und, auf jeden Fall für mich, recht einleuchtend widerlegt. Wenn der Körper nicht genügend Nahrung aufnehmen kann, hat er auch nichts zu verbrennen und setzt seinen Energiehaushalt automatisch auf Sparflamme. Das heißt, er lagert die eingenommenen Nahrungsmittel und dadurch wird kein Fett mehr verbrannt. Dadurch erfolgt statt einer Gewichtsreduktion eine Gewichtszunahme. Zudem besteht das Risiko, dass sich über längere Zeit ein wirkliches Hungergefühl einstellt und wir dann wieder alles in uns hineinstopfen. Wir bewirken schlussendlich gerade das Gegenteil einer Abnahme. Dieser so genannte JoJo-Effekt wird bei den meisten einseitigen Diäten beobachtet.

## Die ersten Wochen

Nach all diesen Informationen betreffend gesunde Ernährung, „Points Plus", Einkaufsliste, Points-Tagebuch, Einkaufsführer, usw., kann ich die erste Woche als WW in Angriff nehmen.

Als erster Schritt habe ich sofort die Points-Liste durchgeblättert und mir die Anzahl Points der verschiedenen Nahrungsmittel genau angeschaut. Einerseits war ich doch sehr überrascht, wie viele Points einzelnen Nahrungsmitteln zugeteilt werden. Anderseits war mir schon seit Jahren bewusst, dass ich unverhältnismäßige und überbordende Essgewohnheiten gelebt habe. Mein bisheriges Gewicht kam nicht von ungefähr!

Man glaubt aber gleichwohl fast nicht, dass ein einziger Buttergipfel mit sage und schreibe 8,5 Points gewichtet wird. Ich musste sofort an meine Gewohnheit während der Morgenpause im Geschäft denken. Es gab Zeiten, während denen ich jeden Morgen, so gegen neun Uhr dreißig, zum Kaffee jeweils zwei Buttergipfel genossen habe. Das macht genau siebzehn Points für eine doch kleine und bescheidene Nahrungsmenge. Diese siebzehn Points entsprechen, auf mich bezogen, effektiv schon fünfzig Prozent der täglich erlaubten Anzahl Points. Wenn dann zum Mittagessen noch anderthalb Bratwürste mit Teigwaren an einer feinen Rahmsauce sowie einem Dessert, zum Beispiel zwei Reihen Schokolade, sowie am Abend zwei Salami-Sandwichs mit Butteraufstrich dazukommen, bestätigt dies jedenfalls auf einfache Weise meine enormen Gewichtsprobleme. Dies ist nur ein Beispiel meiner früheren Essensgewohnheiten.

Damit ich also meine tägliche Anzahl Points nicht überschreite, schreibe ich wirklich jedes Nahrungsmittel, welches ich verzehre, in mein Points-Tagebuch. Dadurch wird mir bewusst vor Augen geführt, welche Menge ich jeweils von den verschiedenen Köstlichkeiten esse und wie viele

Points jeweils schon verbraucht worden sind. Es hat mir ebenfalls gezeigt, dass meine Frau eigentlich schon vernünftig und abwechslungsreich kocht. Für mich war schon von Anfang an klar, dass ich nicht wirklich extrem alles in unserem Haushalt umkrempeln will oder kann. Meine drei Kinder sind in einem Alter, in dem sie nicht alles, was auf den Tisch kommt auch für essenswert und gut befinden. Ist unsere Familie in dieser Beziehung vielleicht eine Ausnahme? Ich glaube jedoch, dass wir nicht die Einzigen sind, die mit ihren Sprösslingen gleiche oder doch mindestens ähnliche Probleme haben.

Doch schon allein das Führen des Points-Tagebuch zeigt mir ganz klar und übersichtlich, dass ich meine größten Probleme mit all den Versuchungen zwischendurch oder am Abend vor dem Fernseher hatte. Auch die unverhältnismäßigen Mengen, die ich jeweils in einem unglaublichen Tempo in mich hinein gewälzt habe, sind mit ein Grund für meine Gewichtsprobleme. Nach dem ausgiebigen und üppigen Mittagessen zwei Reihen Schokolade (= acht Points) und am Abend locker zehn Schokoladenwaffeln (= zehn Points) sowie im Minimum einen halben Sack gesalzene Kartoffelchips (= zirka hundert und fünfundzwanzig Gramme = sechszehn Points)!
Nach ein paar Tagen wusste ich schon ungefähr welche Nahrungsmittel unbedingt im Hause sein sollten, damit ich meine tägliche Nahrungseinnahme organisieren konnte, ohne das Kochverhalten meiner Frau groß durcheinander zu bringen. Dementsprechend brachte ich dann am Freitag auch meine Wünsche für den wöchentlichen Einkaufsplan ein. Vollkornbrot, Knäckebrot, Gemüse, Obst (vor allem Äpfel), Magermilch, Magerjoghurts, Magerfrüchtequark, Light-Käse, und so weiter. Süßigkeiten und andere Schlemmereien haben wir allerdings nicht radikal abgeschafft. Ich hatte aber den Willen, die Kraft und war auch ehrlich mit mir selbst. Kleine „Sünden", in vernünftigen Mengen, habe ich immer im Points-Tagebuch aufgeschrieben. Es sind keine Nahrungsmittel verboten! Ich hatte auch immer wieder mein Ziel vor Augen. Ich will etwas verändern! Ich will abnehmen!

Für mich war es auch klar, dass ich nicht nur kurzfristig mein Gewicht reduzieren darf, sondern auch langfristig mein Idealgewicht halten muss. Ich wollte deshalb nicht eine extreme, radikale und zu schnelle Veränderung meiner Essensgewohnheiten erzwingen. Mein Verhalten sollte längerfristig umgestellt und angepasst werden. Nach der Zielerreichung darf ich nicht wieder ins alte Fahrwasser geraten. Ich habe mir immer gesagt, dass sich im Prinzip mein Essensmechanismus auf die neue Situation umstellen und anpassen soll. Mein Denken soll sich automatisch an eine gesunde, ausgewogene und leichte Ernährung einstellen. Sei dies beim Einkaufen der Nahrungsmittel oder, vor allem beim Einnehmen derselben.

Ein Problem, welches ich allerdings nicht so einfach und schnell ändern konnte, war mein Trinkverhalten. Empfohlen wird eine tägliche Flüssigkeitsaufnahme von 1,5 bis 2,0 Liter Wasser. Diese Menge hinunterzuschütten war für mich während mehreren Monaten praktisch nicht durchführbar. Normalerweise trinke ich so fünf bis acht Tassen Kaffee pro Tag. Ich war fälschlicherweise immer der Meinung, dass ich somit genügend Flüssigkeit aufnehme. Natürlich sind pro Tag immer noch so zirka ein bis zwei Gläser Wasser oder gesüßte Mineralwasser dazugekommen. In den letzten Jahren auch vermehrt Light-Cola.

Durch gute Tipps der Gruppenleiterin und anderen Gruppenteilnehmerinnen konnte ich mir dann effektiv eine Methode angewöhnen, welche mir garantiert, dass ich genügend Flüssigkeit, vor allem Wasser, trinke.
Diese Methode könnte man in etwa folgendermaßen umschreiben:

- Wie bis anhin, fünf bis acht Tassen Kaffee pro Tag.

- Keine Light-Mineralgetränke, oder nur selten.

- Kein kohlensäurehaltiges Mineralwasser, oder nur selten.

- Vor dem Frühstück – 2,5 dl Wasser (Leitungswasser oder natürliches Mineralwasser ohne Kohlensäure).

- Nach dem morgendlichen Spaziergang mit dem Hund – 2,5 dl Wasser (Leitungswasser oder natürliches Mineralwasser ohne Kohlensäure).

- Bis zum Mittagessen – 1,0 Liter Wasser abgefüllt in der „Soda Club"-Flasche (Leitungswasser). Die gefüllte Flasche steht bei mir im Geschäft auf dem Bürotisch.

- Zum Mittagessen – Zirka 2,5 bis 4,0 dl Wasser (Leitungswasser oder natürliches Mineralwasser ohne Kohlensäure).

- Nach der Arbeit fülle ich dann jeweils die Flasche nochmals auf und trinke noch, je nach Lust und Laune, entweder alles oder nur ein paar Deziliter.

Somit liegt meine tägliche Trinkmenge der empfohlenen Flüssigkeiten zwischen Minimum 1,5 bis 2,5 Liter pro Tag. Dies tönt relativ einfach. Ich brauchte aber ganz sicher mehrere Monate, bis ich dieses Vorgehen herausgefunden habe, es praktisch durchführen und mich auch daran gewöhnen konnte.

Mittlerweile sind nun auch schon sieben Tage seit meinem ersten Gruppentreffen verstrichen und heute ist wieder Dienstag. Das heißt, dass ich heute Abend wieder am Gruppentreffen teilnehmen werde. Wie viele Kilogramme habe ich wohl abgenommen? Ich stehe am Dienstagmorgen vor dem Frühstück noch auf die Waage bei mir zu Hause. Na ja, ich habe eigentlich nicht den Eindruck, dass ich schon viel abgenommen habe. Die Waage sagt mir, dass die Gewichtsreduktion bei zirka achthundert Grammen sein müsste.

Bis so kurz vor achtzehn Uhr steigert sich meine innerliche Nervosität. Ich bin gespannt auf das Ergebnis des Wiegens. Sind es achthundert Gramme weniger oder sogar doch etwas mehr? Habe ich etwa zugenommen? Eine gewisse Angespanntheit und sogar ein kleiner Druck sind schon vorhanden. Ich will mich doch nicht blamieren! Das Resultat des Wiegens wird schon nicht an die große Glocke gehängt oder öffentlich ausgeschrien. Die Gruppenteilnehmerinnen stellen aber automatisch Fragen. Wie war deine Woche? Wie viel hast du abgenommen?

Ich bin also mit etwas gemischten Gefühlen zum zweiten Treffen gefahren. Noch schnell vor dem Betreten des Saals auf die Toilette. Ich kann vielleicht noch hundert Gramme gewinnen! Dann gilt es ernst. Ich komme an die Reihe zum Wiegen. Voller Spannung will ich das Resultat hören, obschon ich mich äußerlich relativ gelassen gebe und wirke. Keep cool! „Sehr gut, du hast 1,2 Kilogramme abgenommen", höre ich dann die Stimme von Carmen, der Assistentin der Gruppenleiterin. Auch Ria, die Gruppenleiterin, hat natürlich mit einem Ohr zugehört und gratuliert mir sofort.

Na also, 1,2 Kilogramme abgenommen in einer Woche! „Das ist ja gar nicht so schlecht für den Anfang", sage ich, innerlich mit einem gewissen Stolz, zu mir selbst. Sofort spüre ich, dass meine innere Motivation durch das bestätigte Erfolgserlebnis verstärkt wird und ich bemerke für mich selbst eine stille Genugtuung.
Während späteren Gruppentreffen habe ich dann auch wieder ab und zu festgestellt, dass einzelne Teilnehmerinnen nach der ersten Woche zum Teil 2,5 Kilogramme oder sogar mehr abgenommen haben. Dies kann die Motivation zum Weiterfahren enorm steigern und positive Resultate sind in den ersten Wochen für die Moral effektiv sehr wichtig.

Dadurch wird zum einen Teil der Wille zum Abnehmen gestärkt und zum anderen Teil hat man eine gewisse Bestätigung und Genugtuung, dass man sich für den Schritt zur Veränderung mit Hilfe von „WeightWatchers" entschieden hat.

Die Gruppenleiterin hat aber immer wieder davor gewarnt sich die Zwischenziele zu hoch anzusetzen. Man kann nicht zu viel auf einmal und zu schnell abnehmen! Man kann und darf nicht erwarten, dass der Körper jede Woche zwei bis drei Kilogramme Fett verliert. Man hat sich das viele Fett auch nicht in wenigen Wochen angefressen, sondern zum Teil schleichend über Jahre hinweg. Es kann Phasen geben, während denen das Gewicht nur langsam zurückgeht, wenn überhaupt, oder man sogar an Gewicht zunimmt. Man muss bei einer Gewichtsabnahme längerfristig denken. Auch kleine Schritte führen ans Ziel. Man darf aber sein Endziel nicht aus den Augen lassen. Ich will etwas verändern! Ich will abnehmen!

# Die Versuchungen

Einladungen zum leckeren Essen im Freundeskreis, zu einer ausgelassenen Hausparty, einer sommerlichen Grillparty im Garten, zu ausschweifenden Geburtstagsfesten, Hochzeitsfesten, besinnliche Taufen oder andere Zusammenkünfte, sind immer wieder willkommene Abwechslungen im Alltag und sind wichtig, damit ein soziales Umfeld gepflegt und erweitert werden kann. Ebenso werden in unseren Breitengraden heilige Feste gefeiert. In der heutigen Gesellschaft haben sich aber zum Teil Sinn und Zweck solcher Feste massiv verändert. Wirtschaftliches Denken, jährliche Umsatzsteigerungen, aggressive Werbekampagnen für den Absatz der Produkte und überbordende Fress- und Sauforgien stehen vielfach vor den wirklichen Hintergründen solcher Fest- und Feiertage. Auch steht beim Organisieren und Durchführen solcher Feste, ob kirchlich angehaucht oder als private Anlässe, die Besorgnis dem leiblichen Wohle der Gäste nicht gerecht zu werden im Vordergrund. Die Organisation, Durchführung und insbesondere die Mahlzeiten müssen stimmen. Wir lassen uns nicht lumpen. Es wird aufgetischt, was das Zeugs hält. Niemand soll hungern oder sogar verdursten. Es werden Einladungen verschickt und man erhält selbst Einladungen von überall her.

Vielfach sind aber Einladungen verbunden mit zu viel Essen und Trinken, herumsitzen und somit zu wenig Bewegung. Für die Gesundheit und das allgemeine körperliche Wohlbefinden kann sich dies natürlich bei wiederholten Ausschweifungen und Exzessen sehr negativ auswirken. Man fühlt sich vollgefressen und ist beschwipst oder sogar betrunken. Die Folgen für den Körper am Tag danach sind allzu oft noch während Stunden spürbar: Kopfschmerzen, Sodbrennen im Magen, Erbrechen, schlechte Verdauung, Unwohlsein und so weiter.

Während all der Jahre meiner Unverhältnismäßigkeiten und meiner stetigen Gewichtszunahme habe ich nur zu oft diese Erfahrungen am eigenen Leibe verspürt und durchlebt. Nach solchen Ausschweifungen hat man jeweils ein schlechtes Gewissen. Jammert über die erneute Gewichtszunahme. Jedes Mal nimmt man sich vor weniger zu essen und im vernünftigen Masse zu trinken. Doch bei der darauffolgenden Einladung oder beim nächsten Fest sind all die Vorsätze wieder verschwunden und ich falle ins alte Fahrwasser zurück. Mein Wille kann sich nicht durchsetzen, mein Gewicht steigt und steigt. Gleichgültigkeit, Frust, Selbstzweifel und Unzufriedenheit bestimmen mein Leben.

## Abendessen bei Freunden

Nächsten Samstag sind wir bei unseren besten Freunden zum Abendessen eingeladen. Wir sind mit Frédéric und Martine seit zirka drei Jahren befreundet. Sie sind in etwa im gleichen Alter wie wir und haben auch zwei Kinder. Natürlich sind bei diesem Besuch auch unsere Kinder dabei. Wir treffen so gegen achtzehn Uhr dreißig bei unseren Freunden ein. Ein allseits freundliches Hallo und für die Damen ein Küsschen zur Begrüßung. Die Kinder sind sofort voll im Austauschen von Neuigkeiten betreffend neue Spielzeuge, aktuellen Computerspielen, spannenden Videofilmen und so fort.

Wir Erwachsene lassen uns zuerst einmal gemütlich ins Sofa fallen und erzählen uns ebenfalls allerlei Neuigkeiten, Erfahrungen, Vorkommnisse und diskutieren allgemeiner Small-Talk. Frédéric weiß nach einigen Minuten, dass die angeregten Diskussionen nicht mit einer trockenen Kehle weitergeführt werden können. „Was trinkt ihr als Apéro?", fragt er alle Anwesenden. „Hmm, ich möchte gerne einen Whisky-Cola auf Eis wie immer, bitte", gebe ich, ohne lange zu überlegen, zur Antwort. „Willst du ein Glas Champagner?", fragt Martine meine Frau. „Das ist eine sehr gute Idee", antwortet diese. Der Gastgeber macht sich auf den Weg in die Küche, um all das Gewünschte bereitzustellen. Schon nach wenigen Minuten erscheint er wieder mit zwei prall gefüllten Körbchen voller Köstlichkeiten. Er stellt ein Körbchen mit verschiedensten Salznüssen sowie ein zweites mit drei geschmacklich unterschiedlichen Kartoffelchips auf den Salontisch. Sofort greifen von allen Seiten Hände in die salzigen Verführungen. Ich nehme mir eine Hand voll Nüsse und warte auf meinen Whisky.

Frédéric will sich nicht lumpen lassen und hat die Whiskygläser zu einer Hälfte mit Whisky und zur anderen mit Cola gefüllt. „Prost", heißt es in der Runde. Ein Schluck kühler Whisky mit Cola für meinen, mittlerweile durch die Nüsse salzig gewordenen Rachen, schmeckt hervorragend.

Die Diskussionen gehen weiter. Ein zweites Glas Whisky-Cola ist unterdessen auch schon serviert.

Nach zirka einer Stunde sind die beiden Körbchen leer und Martine erhebt sich und verschwindet in der Küche. Nach zehn Minuten erscheint sie wieder mit zwei vollen Platten. Auf jeder Platte entdecken wir zu unserer Verwunderung und Verblüffung unzählige herrlich duftende Pizzastückchen. So langsam verspüre ich effektiv ein kleines Hungergefühl in der Magengegend. Diese Pizza schmeckt aber auch fantastisch. Nach dem dritten Stück serviert mir Frédéric auch schon das dritte Glas Whisky-Cola. Mit der Unterstützung der Kinder sind die beiden „Pizza-Platten" ebenfalls innert weniger Minuten leergefegt.

Um zwanzig Uhr bittet uns die Gastgeberin zu Tisch. Frédéric schenkt uns ein Glas Weißwein ein und Martine stellt allen einen vollen Teller mit einer Auswahl an Leberterrine, allerlei Aufschnitt und Schinken garniert mit verschiedenen Gemüsestückchen vor die Nase. Dazu kommt ein Körbchen mit frischen Toastbrotscheiben. „Guten Appetit", wünschen sich alle am Tisch versammelten Personen. Ich nehme mir sofort ein Toastbrot und beschmiere es mit einer doch ziemlich dicken Schicht Butter. Das schmeckt wunderbar! „Will noch jemand ein Toastbrot?", fragt Martine. Soll ich oder soll ich nicht? „Nein", gebe ich zur Antwort. Ist auch vernünftig. Mein Teller ist leer und zudem habe ich ja auch schon vier Stück mit Butter bestrichene Toastbrote verdrückt. Dazu die drei Gläser Weißwein, welche ich auch schon zur Vorspeise hinuntergespült habe.

Die Teller werden abgeräumt und ich nutze die Gelegenheit, um auf doch schon relativ wackeligen Beinen, die Toilette aufzusuchen. Mittlerweilen ist die Uhr auf einundzwanzig Uhr vorgerückt. Martine und meine Frau stellen die großen Teller für den Hauptgang auf den Tisch. Die Kinder sind auch wieder bei Tisch. Frédéric entkorkt die erste Flasche Rotwein.

Oh, das riecht ja köstlich. Martine erscheint mit einer Platte voller Schweineschnitzel an einer sämigen Rahmsauce. Meine Frau folgt ihr auf den Schritt mit einer großen Schüssel voller Pommes Frites. Alle freuen sich, dass es endlich etwas zu essen gibt! Die Kinder schreien auch schon wie wild nach Ketchup und Mayonnaise, um die Pommes Frites darin ertränken zu können.

Martine serviert das Fleisch. Jeder erhält zwei Schweineschnitzel und im Minimum drei Löffel Rahmsauce in seinen Teller. Die Pommes Frites werden durch meine Frau verteilt. Ich halte meinen Teller so lange hin, bis wirklich fast kein einziges Pommes Frites mehr Platz hat. Einen vollen Teller für einen gesunden Hunger! Die Stimmung ist schon ziemlich ausgelassen. Es wird diskutiert, geblödelt und ab und zu wird auch schon ein Witz erzählt. Die Rotweingläser scheinen auch übergroß zu sein. Auf jeden Fall habe ich den Eindruck, dass mein Glas praktisch immer voll ist. Oder anders ausgedrückt, scheint das Glas ein Loch zu haben, so dass es immer wieder aufgefüllt werden muss. „Will jemand noch ein Glas Wasser?", fragt Frédéric. „Ja, vielen Dank", sagt meine Frau. „Nein danke", gebe ich zur Antwort und füge lachend hinzu „diesen guten Wein sollte man nicht mit Wasser verdünnen".

Unterdessen hat die Gastgeberin das zweite Mal geschöpft und frische Pommes Frites stehen auch wieder auf dem Tisch. Meine Frau hat vernünftigerweise die Gabel und das Messer schon nach der ersten Runde nebeneinander auf den Teller gelegt. Gemäß Anstandsregeln heißt dies, dass man satt ist und nichts mehr essen möchte. Ich genieße jetzt das vierte Schnitzel. Kann man das noch genießen nennen? Wo bleibt das Vergnügen bei diesen Sauf- und Fressorgien?

„Es bleiben noch zwei Schnitzel und eine Handvoll Pommes Frites übrig", ruft Martine in die Runde „wer nimmt sich diesem Restposten an?" „Nein, nein, ich habe mehr als genug gegessen", tönt es von überall her. Auch ich habe meinen Bauch vollgestopft. Obschon? So ein paar Pommes, getränkt in dieser herrlichen Rahmsauce, kann doch wirklich niemand verwehren. Na ja! Natürlich kennt mich die Gastgeberin sehr gut und weiß auch ganz genau, dass ich bei so einem Angebot sicher nicht nein sagen kann, wenn man noch ein zweites oder drittes Mal fragt. „Ok, ich nehme noch die Hälfte, wenn Frédéric die andere nimmt", gebe ich mich schlussendlich geschlagen. Das Angebot wird sofort angenommen und in die Tat umgesetzt. Das fünfte Schnitzel und die dritte Portion Pommes Frites verbleiben allerdings nicht sehr lange in meinem Teller liegen. Schnell schlinge ich das Zeugs in mich hinein. Irgendwie geniert man sich schon, wenn man praktisch als Letzter immer noch isst und du das Gefühl hast, dass dich alle anstarren und sich innerlich fragen, warum denn dieser Fettsack immer noch Hunger hat. Natürlich habe ich auch schon die Seitenblicke meiner Frau bemerkt und ich weiß genau, was diese Blicke aussagen wollen. „Musst du wirklich wieder so maßlos und unverschämt übertreiben? Du hast wohl letzte Woche zu Hause nichts zum Essen bekommen? Heute wieder saufen und fressen und Morgen wieder die üblichen Leiden und das Jammern über das zu hohe Gewicht!"

Nachdem nun alle Teller, Platten und Schüsseln geleert sind, wird der Tisch abgeräumt. Wir erheben uns mit wackeligen Knien aus unseren Stühlen. Die Frauen verschwinden in der Küche und wir Männer auf die Terrasse. Etwas frische Luft, die Beine kurz vertreten und ein Glimmstängel für die Verdauung.

Zurück im Wohnzimmer, setzen wir uns gemütlich in die Fauteuils. Es dauert nicht lange und unsere Sinne werden durch einen aromatischen Kaffeeduft angenehm reaktiviert. Mit dem Kaffee wird jeder Person eine Dessertschale Schokoladenmousse vor die Nase gestellt. Natürlich überquillt die Schale fast mit der Riesenportion Schlagrahm auf der Mousse. Wieder gehen unzählige Komplimente und Ausdrücke der Bewunderung an die Gastgeberin, welche die Schokoladen-Mousse selbst gefertigt hat. Die fühlt sich unglaublich bestärkt und bestätigt in Bezug auf ihre Kochkünste. Die Konkurrenz schläft aber nicht. „Einen Cognac, einen Pflaumenschnaps, einen Kirsch, einen Whisky oder sonst etwas Angenehmes zum Verdauen?", fragt uns der Gastgeber. „Ein kleiner Whisky mit Eis für mich, bitte", gebe ich als Antwort. Auch hier versteht Frédéric unter klein etwas anderes als ich. Er schenkt mir im Minimum wieder einen dreifachen Whisky ein. Na, dann Prost, auf unsere Freundschaft und auf ein baldiges Wiedersehen. Weit über Mitternacht muss mich dann meine Frau heimfahren. Mein Alkoholpegel hat sicher den zum Autofahren erlaubten Promillestand überschritten.

Zu Hause angekommen fühlt sich meine Magengegend schon flau an und der Kopf dröhnt auch schon recht intensiv. Um dem Kopfweh und dem flauen Magen entgegenzuwirken, trinke ich noch ein Glas Cola und esse ein doch recht beachtliches Stück salzigen Käse, Appenzeller natürlich. Nach zirka zwei Stunden Schlaf erwache ich mit einem großen Brummschädel und einer Blase, die fast am Zerplatzen ist. Zudem ist aus dem flauen Magengefühl ein heftiges Sodbrennen entstanden. Ich stehe auf, befreie meine Blase und zu allem Übel muss ich mich auch sogleich übergeben.

Am anderen Morgen fühle ich mich, wie immer nach solchen Einladungen, wie ein durchnässter und geschlagener Pudelhund. Mein körperliches Wohlbefinden ist auf dem absoluten Tiefpunkt. Ich bin gereizt und unzufrieden. Ich will nie mehr etwas essen und Alkohol trinken schon gar nicht. Ich muss etwas verändern. Sofort steht mein Entschluss fest. Während der nächsten Woche werde ich nur noch Wasser trinken und Obst und Gemüse essen. Diesen Vorsatz halte ich jeweils während den ersten drei Tagen gut durch. Ich fühle eine Verbesserung meines Wohlbefindens und kann mich dadurch von den anstrengenden Wochenenden erholen. Am vierten Tag überfällt mich dann ein Heißhunger und ich stopfe am Abend wieder alles wahllos in mich hinein. Kühlschrank auf! Käse, Cervelat, Salami, Wurst mit einem großen Stück Brot oder sonst etwas zum Knabbern, verschlinge ich im Nu. Gesalzene Erdnüsse, Blätterteiggebäck, Biskuits oder Schokolade sind auch nicht mehr sicher vor mir. Während des Tages bleibe ich bei Wasser, Obst und Gemüse. Am Schluss bleiben Frust und Selbstmitleid.

## Sommernachts-Grillparty

Am nächsten Samstag steht eine Grill-Party mit Freunden auf dem Programm. Ich habe mir fest vorgenommen, diese Grill-Party in Bezug auf das Essen und Trinken vernünftig und ohne Ausschweifungen anzugehen. Doch Erstens kommt es anders als man Zweitens denkt.

Für die geplante Grill-Party sind im Ganzen fünf Familien mit ihren Kindern eingeladen. Jede Familie bringt einen gesunden Salat und eine süße Nachspeise mit. Die Getränke und das Fleisch werden von der Gastgeberfamilie übernommen. Dank dem vielen Obst und Gemüse der letzten Woche, fühle ich mich, trotz den Heißhungerattacken am Abend, relativ fit und gut. Auf die Waage bin ich allerdings noch nicht gestanden.

Es ist Samstag und wir stehen kurz vor dem Aufbruch an die Grill-Party. Unser Kartoffelsalat und die Nachspeise sind im Auto verstaut. Ich freue mich riesig auf ein gut gegrilltes Stück Fleisch oder auf eine knusprig braun gebrannte Kalbsbratwurst. Der Ablauf des Abends beginnt wie immer mit Apéro und Snacks. Für mich heißt dies, zwei bis drei Whisky-Cola on the Rocks. Auch auf die Appetithäppchen kann ich nicht verzichten. Lachs-, Salami-, Käse- und Schinkenbrötchen. Alles so zugeschnitten, dass man ein Brötchen ohne Probleme auf einmal im Mund verschwinden lassen kann. Zudem stehen verschiedene in Streifen geschnittene Gemüse mit einer Auswahl an cremig-sämigen Dip-Saucen bereit.

Diesmal beherrschen die Männer die Küche, respektive den Grill. Was für eine Auswahl! Saftig, durchzogene Schweineschnitzel, riesige Kalbsbratwürste und marinierte Hähnchenschenkel. Mir zieht es sogleich das Wasser durch den Mund, als der Gastgeber die ersten saftigen Schenkel auf den feurig heißen Grillrost legt. Die Frauen haben in der Zwischenzeit das Salatbuffet bereitgestellt. Auch hier ist die

Auswahl fantastisch und die Mengen phänomenal. Nudel-, Reis- und Kartoffelsalat an feiner dickflüssiger Mayonnaise-Salatsauce, Karotten-, Gurken- und grüner Blattsalat stehen bereit zum Verspeisen. Dazu hat eine Freundin einen riesigen Butterzopf gebacken und schneidet diesen voller Stolz in Stücke. Das Fest kann beginnen. Oder anders ausgedrückt, dem großen Fressen steht nichts mehr im Wege. Nach dem Apéro fließt der Wein und das Bier. Immerhin muss ein 20 Liter-Fass Bier geleert werden. Man diskutiert, lacht, trinkt und isst. Wo ist mein guter Vorsatz geblieben?

Nachdem ich alle Salate ausprobiert habe, ein erstes Schweinsschnitzel und ein Stück Hähnchenschenkel mit gut gebratener Haut verdrückt habe, würde ich eigentlich noch gerne eine dunkelbraun gegrillte Bratwurst essen. Ach ja, mein Vorsatz! Zum Teufel! Ich nehme die Bratwurst, ein Stück Butterzopf und dazu eine gehörige Portion Mayonnaise mit Senf vermischt. Zur Beruhigung nehme ich mir vor die Nachspeise sausen zu lassen. Um zirka dreiundzwanzig Uhr meldet die Gastgeberin, dass das Dessertbuffet eröffnet sei. In Ordnung, nur ein kurzer Blick auf all die Herrlichkeiten. Vielleicht hat jemand einen Fruchtsalat vorbereitet, welcher ja wirklich praktisch ohne Kalorien sein sollte. Oh lala, wie wunderbar dieses Buffet aussieht. Unsere Frauen haben sich unheimlich viel Mühe gegeben und man sieht auf den ersten Blick, dass hinter all diesen Köstlichkeiten eine große Portion Liebe stecken muss. Kann ich zu so viel Liebe nein sagen? Darf ich unsere Liebsten so enttäuschen? Da ich entscheidungsfreudig bin, lasse ich meine guten Vorsätze wieder einmal fallen. Das heißt, ich nehme mir vor ab Morgen mein Gewicht zu reduzieren und irgendeine Diät anzufangen.

Ich schnappe mir einen Teller und serviere mir zwei Löffel Tiramisu, ein Stück Schwarzwaldtorte und zum Probieren auch noch ein Stück Kirschtorte. Zum Tiramisu gehört auch noch eine zünftige Portion Schlagrahm. Es dauert nur gerade ein paar Minuten, bis mein Teller leergefegt ist. Meine Sinne verlangen nach mehr. Es gibt noch Schokoladen- und Vanillemousse, Quarktorte, Eiscreme und einen Zwetschgenkuchen. Auch der zweite Teller ist im Nu gefüllt und als Krönung gibt es wieder eine Portion Schlagrahm obendrauf.

Der anschließende Kaffee hilft mir sofort ein wenig zu verdauen. Da mein Magen überbelastet ist, bin ich der Meinung, dass ein Cognac nach dem Kaffee das seinige zur Unterstützung der Verdauung beitragen kann. Aus einem Cognac sind es aber schlussendlich drei geworden. Der Rest der Nacht und der Morgen danach laufen im Prinzip wieder einmal so ziemlich identisch ab wie schon mehrmals während den letzten Monaten. Wo ist meine Vernunft geblieben? Der Frust und die Unzufriedenheit sind immer noch da!

# Geschäftsessen

Zusätzlich zu all den privaten Einladungen und Festen bin ich auch öfters einmal verpflichtet an Geschäftsessen teilzunehmen. Oder was heißt schon verpflichtet? Natürlich schätze ich solche Essen immer wieder. Dick ausgehen, etwas wirklich Gutes essen, ein feiner Tropfen Wein und die Rechnung dem Chef schicken. Die Geschäftsessen am Abend sind für mich aber immer die schlimmeren und in Bezug auf die Unverhältnismäßigkeiten die kritischeren gewesen.

Man verabredet sich auf eine gewisse Zeit in einem Restaurant und fängt wie immer mit dem Apéro an. Weißwein, Champagner, Whisky-Cola oder sonst irgendetwas, dazu, wie üblich, allerlei salzige Snacks, Blätterteiggebäck, mundgerechte garnierte Toastbrötchen oder sonstige Appetitanreger. Jedes Mal habe ich mir vorgenommen nur ein oder zwei Häppchen zu essen. Aber nach dem Dritten oder Vierten werden meine Vorsätze wieder über Bord geworfen. Meistens endet der Begrüßungsdrink schlussendlich auch immer mit zwei bis drei Whisky-Cola.

Beim Durchstöbern der Speisekarte will ich immer etwas Besonderes auswählen. Etwas, dass man zu Hause nicht jeden Tag isst. Auf den Preis schaut schlussendlich niemand. Hauptsache alle essen und trinken gut, der Abend ist unterhaltsam und lustig und zwischendurch wird noch das eine oder andere Geschäft abgewickelt.

Da gibt es zum Beispiel als Vorspeise diesen köstlichen Parmaschinken mit Melone und ein mit Butter voll gestrichenes Weißbrot. Auch die verschiedenen Terrinen oder Pasteten, der mit Speck umwickelte und gebratene Weichkäse und die Teigwaren an verschiedenen Saucen sind auch nicht zu verachten. Dazu die obligatorische Flasche Weißwein. Natürlich vom jeweiligen Weinkenner mit Stolz und Fachwissen ausgelesen. Wohlverstanden, wir sind immer noch bei der Vorspeise.

Zu meinen Favoriten als Hauptspeise gehören: gebratenes Entenfilet, ein saftiges Rinds- oder Kalbssteak an Pfeffersauce oder Morchel-Sauce. Schweineschnitzel an einer sämigen Pilzrahmsauce, Rinds-Entrecôte mit Kräuterbutter und vieles mehr. Das Ganze jeweils begleitet mit Pommes Frites und einer Auswahl an verschiedenen Gemüsen für die schlanke Linie. Zur Hauptspeise gehört wie immer eine erlesene und süffige Flasche Rotwein. Im Normalfall sollte man sich, während einem Geschäftsessen nicht allzu sehr gehen lassen und den Wein literweise runterschütten. In Bezug auf den Alkohol hatte ich mich jeweils an solchen Anlässen sehr gut im Griff. Durch den Genuss von Mineralwasser zwischen den Schlückchen Wein, kommt nie ein so richtiger Durst auf, der mit Wein gelöscht werden müsste.

Das Trinken von Mineralwasser hatte aber indirekt wieder einen negativen Einfluss auf mein Verhalten bei der Frage nach einer Nachspeise. Ich habe mir eingeredet, dass ich ja durch den Mineralwasserkonsum nicht so viel Alkohol getrunken habe und dass ich mir dadurch sicher noch eine Nachspeise gönnen darf. Leider haben sich aber auch hier meine Wünsche immer wieder auf Schokoladenmousse, Profitrolle an einer Schokoladensauce, Eiscreme mit Schlagrahm, Schokoladenkuchen, und so weiter konzentriert. Einen Fruchtsalat mit einem Schuss Kirsch habe ich allerdings zwischendurch auch nicht verachtet. Als dann zum Kaffee noch ein Digestif serviert wurde, konnte ich natürlich aus Höflichkeit auch nicht ablehnen. Ja sogar das Biskuit oder die kleinen Schokoladenkuchenstücke, welche zum Kaffee serviert werden, konnte ich nicht auslassen.

Die Nacht und der Morgen nach einem Geschäftsessen waren aber bei Weiten nicht so spektakulär, wie die Nächte nach privaten Einladungen. Wobei ich sagen muss, dass ich gleichwohl regelmäßig Magenbrennen hatte und mit dem überfüllten Magen auch sehr schlecht geschlafen habe. Am anderen Morgen war auch mein allgemeines Wohlbefinden jeweils wieder auf einem Tiefpunkt. Einerseits hervorgerufen durch das Unwohlsein vom vielen Essen und andererseits durch den Frust und die Unzufriedenheit in Bezug auf mein Gewicht.

## Süßigkeiten

Für mich waren Süßigkeiten auch immer wieder süße Versuchungen. Diese leckeren Versuchungen werden immer wieder und überall angeboten. Gewichts in die Höhe treibende Verführungen sind all die supergünstigen Schnäppchen und Preisknüller für Schokolade, Biskuits, Torten und sonstige Süßigkeiten, welche uns unter die Nase gebunden werden. Süßigkeiten sind unwiderstehlich und helfen scheinbar beim Stressabbau. Süßigkeiten bekämpfen und vertreiben all die Sorgen im Alltag, die Probleme bei der Arbeit, den Stress mit den Kindern, die Langeweile und manchmal sogar den Zoff mit der Partnerin. Sind Süßigkeiten demzufolge ein medizinisches Wundermittelchen?

Weit gefehlt! Süßigkeiten fördern im erheblichen Masse die Gewichtszunahme, die allgemeine Verschlechterung unserer Gesundheit, den Zerfall unserer Zähne, die Zunahme der Frustmomente und immer auch beeinflussen sie unsere zunehmende Unzufriedenheit und unsere Selbstzweifel.

Menschen mit Gewichtsproblemen sind praktisch immer auch süchtig nach Süßigkeiten. Besonders die riesige Auswahl an Schokolade in allen Varianten ist für viele ein richtiger Teufelskreis. Man sitzt gemütlich im Fauteuil vor dem Fernsehgerät und plötzlich überkommt uns die Lust nach Schokolade. Man weiß aber ganz genau, dass man eigentlich nicht sollte, aber immer wieder sagt man sich: „Nur zwei Stückchen Schokolade zum Genießen kann ja wohl nicht schaden!". Ein Vorrat an Schokolade ist meistens auch immer im Hause. Unterste Schublade neben dem Kühlschrank. Schon hat man eine Tafel Schokolade aufgebrochen und genießt die zwei Stückchen. Irgendwie ist aber die Lust noch nicht gestillt. Sofort geht es zurück in die Küche und man genehmigt sich jetzt schon eine ganze Reihe dieser köstlichen Erfindung. Nach einer Stunde des Hin und Her, bleiben noch gerade zwei Stückchen übrig. Diese lässt man selbstverständlich in der

Schublade liegen. Man will für Morgen auch noch etwas haben. Die Lust ist jetzt auch gestillt und wir fühlen uns gut, zufrieden und irgendwie entspannt. Allerdings hält dieses Glücksgefühl nicht lange an. Schon nach ein paar Minuten übermannt uns das schlechte Gewissen und ein unbeschreiblicher Frust beherrscht unsere Gedanken.

Warum habe ich schon wieder eine Tafel Schokolade gefressen? Ich muss doch mein Gewicht in Griff kriegen! Na ja, ich werde Morgen nur wenig essen. Somit kann ich die Sünde kompensieren. Doch schon am nächsten Mittag werden wieder einmal all die guten Vorsätze über den Haufen geworfen. Meine Frau hat zum Mittagessen Schweineschnitzel mit sämiger Champignons-Rahmsauce und Kartoffelstock gekocht. Zudem habe ich nichts gefrühstückt. Wie ein Wilder stürze ich mich am Mittagstisch auf das herrliche Essen. Ich verschwende keinen Gedanken mehr an meine Vorsätze und Gewissensbisse des vergangenen Abends.

Am Abend wiederholt sich dann mein Verhalten. Ich bilde mir ein, dass ich schon wieder unsägliche Lust auf Schokolade verspüre. Ich hatte auch einen stressigen Tag. Im Geschäft wollte der Chef mein Investitionsprojekt nicht gutheißen und in der Produktion wurde heute ziemlich viel Ausschuss produziert. Kommt noch dazu, dass unser Ältester am Abend eine ungenügende Note in Mathematik nach Hause bringt. So als Trostpflästerchen genehmige ich mir wieder zwei Stückchen Schokolade. Natürlich wurde unser Vorrat an diesem Abend wieder um eine ganze Tafel reduziert.

## Weihnachten und Ostern

Als besonders kritisch und animierend sind für mich die Zeiten der frohen Feste. Das Weihnachtsfest wird in unseren Breitengraden als ein besinnliches Familienfest zelebriert. Vielfach wird das Fest im Kreise der Familie oder mit guten Freunden gefeiert. Doch schon Tage oder zum Teil Wochen im Voraus erhält man auch im Bekanntenkreis oder im Geschäftsleben Einladungen zum fröhlichen Beisammensein. Hinter praktisch jeder dieser Einladungen steht ein ausgewogenes Festessen auf dem Programm. Immer muss es etwas Spezielles sein. Es werden Geschenke der Freundschaft und der Anerkennung ausgetauscht. Es wird viel gegessen und auch reichlich getrunken. Wo bleibt da eigentlich die Besinnlichkeit? Jeder will nur das Beste anbieten. Es muss etwas Außergewöhnliches sein! Einfachheit schlägt schnell einmal in relativen Luxus um. Ich möchte sogar behaupten, dass während dieser Zeit sehr viel verschwendet wird.

Schon Wochen und Monate vor dem Fest finden wir überall verlockende Angebote. Schokolade, Pralinen, Weine, Festtagsmenus und vieles mehr. Wer kann und will den Versuchungen widerstehen? Welches Geschenk soll ich wem kaufen? Die haben sowieso schon alles! Was liegt also näher, als der Mutter oder Schwiegermutter eine wunderbar festlich verpackte Schachtel Pralinen zu schenken. Dem Vater oder Schwiegervater eine vorzügliche Flasche Wein oder eine gut gelagerte Flasche Whisky zu kaufen. Den Kindern, die zum obligaten Spielzeug auch etwas Süßes haben müssen, Bonbons oder Schokolade in kindergerechter Verpackung zu besorgen. Man wählt den Weg des geringsten Widerstandes.

Die Werbung auf all den Fernsehkanälen, in den Supermärkten oder mit der Post ins Haus flatternde Angebote, tragen natürlich das Ihrige zu unserem Konsumverhalten bei. Wie lange können wir uns diesen

Luxus noch leisten? Sollten wir uns nicht effektiv langsam besinnen und ein Umdenken in die Wege leiten?

Man freut sich allerdings jedes Mal bei einem Festessen dabei zu sein. Man trifft die Verwandtschaft, gute Freunde oder Bekannte. Man hat uns nicht vergessen. Wir sind dabei! Es wird über den Hunger gegessen und über den Durst getrunken. Sollen doch all die Einsamen und Schmarotzer zu Hause bleiben. Wir wollen das Fest genießen! Alle guten Vorsätze sind wie weggeblasen. Das Übergewicht wird schlicht und einfach unter den Tisch gewischt. Man kann wieder einmal so richtig zuschlagen. Es weihnachtet sehr! Frohes Fest allerseits!

Die Quittung für solche Ausschweifungen lässt jedoch nicht lange auf sich warten. Unzufriedenheit, Selbstzweifel und das Jammern über das immer stetig steigende Körpergewicht lassen sich nicht so einfach verdrängen. Schnell werden wieder ein paar gute Vorsätze für das neue Jahr ausgeheckt. Ich will nur noch die Hälfte essen! Im Januar beginne ich mit dem Abspecken! In den nächsten vier Wochen will ich fünf Kilogramme an Gewicht abnehmen! Ich trinke keinen Alkohol mehr! Ich esse keine Schokolade mehr! Unzählig sind all die ambitiösen Vorsätze, welche jeweils nach den Weihnachtstagen bis zur Sylvester Party gefasst werden. Man ist voll motiviert, die, über die Festtage, zusätzlich angefressenen fünf Kilogramme Fett wieder zu verlieren. Meistens hält man die Vorsätze ein paar Tage durch. Wenn es hochkommt, vielleicht zwei Wochen. Doch dann wird man wieder von einer Heißhungerattacke überrollt. Alles Essbare ist vor unserer Gier in Gefahr. Der JoJo-Effekt lässt grüßen!

Sollte jemand länger als die paar Tage durchhalten, so fällt er mit hoher Wahrscheinlichkeit spätestens ab Ende Februar wieder ins alte Fahrwasser zurück. Denn bereits ab diesem Zeitpunkt wird er all den Versuchungen, welche für das Osterfest angeboten werden, nicht mehr widerstehen können. Überall werden die Regale mit Schokoladeneiern, zuerst ganz kleine und je näher das Fest rückt auch mit großen, und Schokoladenhasen aufgefüllt. Kleine und große, hohle und gefüllte, industriell hergestellte und hausgemachte, weiße, braune, schwarze, gemischte oder sogar schon bunt gefärbte. Osterhasen, wo man hinsieht. Es gibt heute praktisch nichts, dass es nicht gibt. Wer kann da schon widerstehen? Und schon haben wir wieder Ausreden für unser unsinniges Essverhalten. Wir können wieder ohne Hemmungen zuschlagen. Alle Vorsätze werden über Bord geworfen. Alles Jammern wird vergessen. Die Spirale dreht sich unaufhörlich. Das Gewicht steigt und steigt. Der Teufelskreis will sich nicht schließen. Man will und muss wieder dabei sein. Nur nichts verpassen! Keine Gelegenheit auslassen! Und danach? Wie üblich! Jammern, Unzufriedenheit, Selbstzweifel und vier Kilogramme mehr auf der Waage. Gute Vorsätze fassen! Diäten anfangen! Jammern und dann wieder reinhauen!

Ich bin überzeugt, dass praktisch jede übergewichtige Person, ob Männlein oder Weiblein, genau die gleichen Erfahrungen durchgemacht hat. Bei mir passen diese Bilder auf jeden Fall genau zu meinem Verhalten. Über Jahre hinweg konnte, oder besser ausgedrückt, wollte ich nichts Grundlegendes verändern. Ansatzpunkte waren immer wieder vorhanden. Vorsätze wurden gefasst. Aber schlussendlich ist mein Gewicht immer nur gestiegen.

# Gibt es Auswege?

Wie kann man aber all den Versuchungen bei Einladungen, Grillpartys, Geschäftsessen, Weihnachtsfeste, Osterfeste und so weiter widerstehen? Muss ich auf Alles verzichten? Muss ich jede Einladung ablehnen? Muss ich über Weihnachten und Ostern jeweils zwei Monate auf eine einsame Insel reisen, um den Versuchungen widerstehen zu können? In die Wüste oder sogar auf den Mond pilgern?

Erstens möchte ich hier festhalten, dass grundsätzlich kein Mensch etwas tun muss! „Kein Mensch muss müssen, nur Sterben muss er müssen." Nach meiner Meinung ist es falsch eigene Verbote auszusprechen. Wir müssen grundsätzlich etwas verändern. Zweitens können Zwänge und Verbote nach einer gewissen Zeit kontraproduktiv sein. Man hat während vier Wochen keine Schokolade oder sonstige Süßigkeiten zu sich genommen. Das Verlangen und die Lust auf etwas Süßes werden unerträglich. Die Sucht übermannt uns. Der Wille zum Abnehmen wird schwächer und schwächer. Schlussendlich können wir nicht mehr widerstehen. Aus zwei Stückchen Schokolade wird innert kürzester Zeit sofort eine ganze Tafel oder manchmal sogar zwei.

Es liegt scheinbar am menschlichen Wesen, dass sich der Mensch grundsätzlich allen Verboten widerstrebt. Dass der Mensch nur widerwillig etwas machen muss. Ich bin davon überzeugt, dass der Mensch nur etwas tun kann, wenn er sich mit einem Sachverhalt auseinandersetzt und sich damit identifizieren kann. Zum Beispiel bin ich immer wieder überrascht folgende Aussage zu hören: „Ich muss arbeiten gehen, damit ich etwas zu essen habe!" Alle Verpflichtungen können, je nach Lebensphase, als ein mehr oder weniger großes Übel oder Muss empfunden werden. Kinder müssen in die Schule! Teenies müssen am Morgen, nach einer langen Disconacht, aufstehen! Der Landwirt muss um vier Uhr morgens aufstehen, um die Kühe zu melken! Die Sekretärin muss um acht Uhr im Büro sein, um dem Chef den Kaffee zu servieren! Der Geschäftsführer muss Leute entlassen, damit der Gewinn nicht zusammenbricht! Jeder Mensch hat sicher schon solche oder doch ähnliche Phasen durchlebt. Man ist müde, ausgebrannt, demotiviert und ohne Zukunftshoffnung. Alles wird ein Muss!

Dazu kommen noch verschiedene Faktoren, welche ebenfalls dazu beitragen, dass wir scheinbar unser Gewicht nicht in den Griff kriegen und wir unsere Gesundheit aufs Spiel setzen. Wer kennt nicht den Ärger im Job, den Frust in der Partnerschaft, die Angst vor neuen Aufgaben, der Einsamkeit oder die unendliche Langeweile. Man kann einfach dem Sog von Kartoffelchips oder Schokolade nicht widerstehen. Ist dies eine Art von Sucht, so zusagen wie Ersatzdrogen oder Trostpflästerchen?

Die meisten von uns haben schon im zärtlichen Kleinkinderalter gelernt, dass bestimmte Nahrungsmittel die Laune verbessern. Auch wissenschaftlich ist nachgewiesen, dass Fettes und Süßes im Blut die Konzentration der Aminosäure Tryptophan erhöht, welche das Gehirn zur Produktion der körpereigenen „Glücksdroge" Serotonin benötigt. Nach dem Verzehr von Sahnetorte, Schokolade oder Kartoffelchips können die Nervenzellen des so genannten Serotonergen-Systems den stimmungsaufhellenden Botenstoff viel leichter freisetzen.

Viele Menschen leiden heute unter Stimmungsschwankungen. Sie sind deshalb dankbar auf Alles zurückgreifen zu können, was die Laune hebt. Bei vielen gräbt sich die Verknüpfung zwischen Essen und Labsal so tief ins Unterbewusstsein ein, dass daraus ein regelrechter Zwang werden kann. Sie müssen immer wieder mit Pommes Frites, Nüssen, Pralinen oder sonstigen fetthaltigen Produkten getröstet werden. Also doch ein Suchtverhalten!

# Bewegung und Sport

Die Ernährungswissenschaft rät uns auch immer wieder den Stress regelmäßig abzubauen. „Wer unter Druck steht, isst mehr!" Wir müssen auf andere Gedanken kommen. Wir brauchen Ablenkungen vom Essen und neue Herausforderungen, um die Langeweile zu besiegen. Wir müssen allgemein positiver denken, damit negative Ereignisse nicht immer wieder zu achterbahnähnlichen Stimmungsschwankungen führen. Wir müssen ausgeglichener und gesünder werden.

Dies ist viel leichter gesagt als getan. Der Fortschritt zwingt uns heute immer am Ball zu bleiben. Die Angst des Versagens, des Ausgeschlossen Seins und den Job zu verlieren ist permanent vorhanden. Was wird sein, wenn ich keine Arbeit mehr finde? Viele Menschen sind durch all die Reorganisationen, Restrukturierungen und Arbeitskonzentrationen bis an ihre Leistungsgrenzen belastet und leider zum Teil auch schon vielfach darüber hinaus. Dazu kommt noch der Druck in der Freizeit. Überall muss man dabei sein, sonst wird man sozial ausgegrenzt. So oder ähnlich kommt mir das Verhalten eines Großteils der Mitmenschen jedenfalls vor. Nur nichts versäumen, kein Fest und keine Party dürfen ohne mich stattfinden. Alles Trendige muss ich mitmachen. Ich bike, surfe, skate, walke, bin dabei beim Free Fall, beim Bungy-Jumping, beim Canyoning, beim River Rafting und noch vielem mehr.

Richtige und nachhaltige Erholung ist für viele schon fast ein Fremdwort. Faulenzen ist verpönt. Bücher lesen und Briefe schreiben ist sowieso out. Schon die Kinder in der Schule müssen heute außergewöhnliche Leistungen vollbringen. Ohne guten Schulabschluss wird die Jobsuche zum Spießrutenlaufen. Entweder man kann das Schnellzugstempo mithalten oder man ist weg vom Fenster. Der Mensch muss Erfolg haben. Bescheidenheit ist fehl am Platz. Ist dies die Zukunft der Menschheit?

Irgendwo muss sich aber der angestaute Druck entladen, müssen wir unsere Psyche wieder regenerieren können.

Allgemein wird immer wieder propagiert, dass Sport der beste Ausgleich zum täglichen Trott sei. Ich bin aber der Meinung, dass Sport nicht gleich Sport ist und dass allzu extremer Sport ungesund ist. Wer sich heute sportlich betätigt, will auch immer an seine Leistungsgrenzen gehen. Zudem muss man klar zwischen Spitzensport und Freizeitsport unterscheiden. Unfallstatistiken belegen eindeutig, dass Spitzensport gesundheitsschädigend ist und dass extremer Freizeitsport ebenfalls alles andere als gesund ist. Alle Freizeitsportler sollten im gleichen Masse Sicherheitsvorkehrungen treffen, damit Unfälle vermieden werden könnten, wie dies heute die Wirtschaft tut, um Berufsunfälle zu vermeiden. Die Kostenspirale im Gesundheitswesen würde dadurch leider auch nicht unbedingt rückläufig, aber sie würde auf jeden Fall gebremst. Ich glaube, dass man die Aussage betreffend Spitzensport nicht näher belegen muss. Es gibt leider fast täglich genügend Praxisbeispiele.

Im Bereich Freizeitsport sind die Angebote heute ebenfalls schon breit gestreut und die Auswahl ist riesig. Walking, Fitnesscenter, Bodybuilding, Jazzdance, Akrodance, Stepdance, Skateboard, Inline-Skating, Skifahren, Snowboarden, Extrem-Bergsteigen, Downhill-Biken, Bungy-Jumping, Free-Climbing und so weiter und so fort. Immer wieder kommen neue, noch trendigere Sportarten dazu. Überall möchte man dabei sein und mitreden. Man möchte auch hier den Zug der Zeit nicht verpassen.

Doch brauchen wir all die Angebote, um unsere Gesundheit langfristig zu verbessern und vor allem zu erhalten? Müssen wir jede Extremsportart mitmachen, damit wir unsere Muskeln aufbauen und stärken und das überflüssige Fett verbrennen? Ich bin der Überzeugung, dass wir effektiv Sport treiben sollten. Ich glaube aber auch, dass nicht generell mehr Sport im eigentlichen Sinne betrieben werden sollte, sondern dass der Mensch mehr Bewegung im Allgemeinen braucht. Die sogenannten hyperaktiven Freizeitsportler stecken sehr viel Zeit und Geld in all ihre sportlichen Aktivitäten. Auf der anderen Seite profitieren diese Leute aber sehr häufig von all den Annehmlichkeiten, die uns heute geboten werden. Man fährt mit dem Auto zum Fitnesscenter, man benutzt die Rolltreppe im Einkaufscenter oder den Aufzug im Bürogebäude, man steht während Stunden im Stau, um den Wintersport zu genießen, man kauft einen Velodachträger, damit im fünfzehn Kilometer entfernten Wald „gedownhillt" werden kann und man braucht generell immer ein Automobil, um von A nach B zu kommen, sei die Strecke auch noch so kurz. Bequemlichkeit und Schnelligkeit gehen vor!

Natürlich möchte ich selbst auch nicht mehr auf all die Annehmlichkeiten verzichten. Ein gewisser Hang zur Bequemlichkeit stellt sich automatisch ein. Diese Aussage trifft noch ganz besonders für fettleibige und übergewichtige Menschen zu. Man hat Mühe irgendeine sportliche Aktivität auszuführen. Die Gelenke schmerzen bei der kleinsten Anstrengung. Der Atem wird schon nach ein paar Minuten Treppen steigen knapp. Ich möchte ebenfalls festhalten, dass ich alles andere als ein Sportfreak bin. Ich habe, wie sicher viele Menschen auch, immer wieder Ausreden und Ausflüchte, um regelmäßig sportlich aktiv zu sein. Schlechtes Wetter, zu viel Arbeit, Kinder, Unterstützung im Haushalt, zu teuer, zu weit, zu viele Leute und so weiter.

Seit dem Beginn meiner Abnahme und somit mit der Unterstützung von „WeightWatchers", habe ich aber gelernt und erfahren, dass Bewegung die Gewichtsabnahme erheblich unterstützen kann. Ich habe gelernt, dass Bewegung generell im täglichen Leben ohne weiteres eingebunden werden kann. Es braucht keine teuren und luxuriösen Sportgeräte, keine ausgefallene und trendige Sportkleider, keine teuren Abonnemente für das Fitnesscenter oder die Sauna.

Bewusste, tägliche Bewegung ist auch nicht abhängig vom Wetter und meistens auch nicht zeitintensiv. Man muss sich nur bewusst werden in welchen Situationen des täglichen Lebens man Bewegung einbauen kann. Während meiner ganzen Zeit der Gewichtsabnahme habe ich keine besonderen Maßnahmen ergriffen, um mich sportlich mehr zu betätigen. Ich habe aber mehr Bewegung bewusster wahrgenommen, umgesetzt und gelebt. Durch den stetigen Erfolg der Gewichtsabnahme konnte ich am eigenen Körper erleben, dass normale Bewegung, wie Treppensteigen und spazieren sowie sportliche Aktivitäten, wie Fahrrad fahren, Ski fahren, schwimmen und so weiter, viel leichter zu bewältigen sind. Die Luft ist nicht schon nach ein paar Minuten Anstrengung draußen und die Gelenke schmerzen nicht nach ein paar Hundert Metern spazieren.

Folgende Bewegungen habe ich erfolgreich in meinen täglichen Rhythmus eingebaut und erlebe diese auch ganz bewusst:

- **Mit dem Hund Gassi gehen.** Morgens nach dem Frühstück und am Abend gehe ich mit unserem Hund während jeweils fünfzehn bis zwanzig Minuten spazieren und dies bei jedem Wetter. Samstags und an Sonntagen wird der Spaziergang mit dem Hund am Morgen jeweils auf fünfundvierzig bis sechzig Minuten verlängert. Natürlich kann, will oder soll nicht jedermann einen Hund halten. Es müssen zum Teil auch erhebliche Nachteile in Kauf genommen werden. Man kann einen Hund nicht einfach für zwei Tage oder sogar während den Ferien allein zu Hause lassen. Auch sind Hunde nicht in allen Wohnhäusern tolerierbar und können nicht den ganzen Tag allein zu Hause bleiben, während dem Herrchen und Frauchen zur Arbeit müssen. Vor einer Anschaffung eines Hundes oder eines Haustieres im Allgemeinen, muss dies gut überdenkt werden.

- **Die Treppe benutzen.** Überall, im Geschäft, im Einkaufscenter oder sonst wo, steige ich bewusst die Treppen hoch und auch wieder hinunter, anstatt die Annehmlichkeiten eines Fahrstuhles in Anspruch zu nehmen.

- **Fußgelenk- und Wadenmuskel-Training beim Zähneputzen.** Am Morgen und abends während dem Zähne putzen kann ich während zwei Minuten meine Fußgelenke und die Wadenmuskulatur trainieren, indem ich mit beiden Füssen von der Normalposition auf die Zehenspitzen stehe und wieder zurück.

Dies sind nicht unmäßig viele Aktivitäten, welche ich wirklich regelmäßig, das heißt täglich im Programm habe, aber als Grundbasis eigentlich schon genug. Andere sportliche Aktivitäten wie Ski fahren, Fahrrad fahren, Schwimmen oder längere Wanderungen übe ich natürlich auch noch aus, aber eben nicht regelmäßig.

Für Hausfrauen und Hausmänner oder für Männer, welche regelmäßig im Haushalt mitarbeiten, gibt es selbstverständlich auch noch etliche Möglichkeiten die anfallenden Hausarbeiten bewusst als Bewegung aufzufassen und zu erleben. Ich denke hier unter anderen an Bügeln, Staub saugen, Abstauben, Rasen mähen, Putzen allgemein und so weiter. In den Broschüren „Die Schnellen 5" von „WeightWatchers" werden mehrere einfache Bewegungsübungen vorgeschlagen, die im Haushalt integriert werden können.

- **Beim Einsortieren von Lebensmitteln** – Gewichtheben mit Konservendosen oder sonstigen Lebensmitteln.

- **Beim Wäsche waschen** – Gewichtheben mit zwei mit Wasser gefüllten Weichspülflaschen.

- **Beim Staub saugen** – Beinmuskel-Training durch Heben und Senken eines Fußes zum Po.

- **Große Fenster putzen** – Training der Beinmuskulatur durch Kniebeugen beim Fenster putzen.

- **Beim Staub wischen** - Schultern- und Brustmuskulatur-Training durch Heben und Senken eines Besenstiels oder durch Halten des Besenstiels mit ausgestreckten Armen in waagrechter Position.

- **Beim Gemüse putzen** – Seitliches Heben und Senken der Beine während dem Gemüse putzen.

- **Bei der Essensvorbereitung** – Füße lockern durch abwechselndes Heben und Senken der Fersen.

„Die Schnellen 5" geben uns noch weitere Bewegungsmöglichkeiten, welche ohne großen Aufwand am Morgen, generell zu Hause, beim Einkaufen, bei der Arbeit, nach Feierabend oder zusammen mit dem Partner durchgeführt werden können.

Es gibt also relativ viele Möglichkeiten, um sich aktiv zu bewegen, ohne dass auf der einen Seite der Geldbeutel zu stark strapaziert wird und auf der anderen Seite sicher jeder Mann und jede Frau auch zeitlich ohne größere Probleme zurechtkommen. Man muss nur wollen und sich den Bewegungsmöglichkeiten bewusstwerden und sein.

Will oder kann man sich noch andere sportliche Aktivitäten erlauben, gibt es ebenfalls Möglichkeiten, welche vom finanziellen Aufwand hergesehen, sicher nicht unbezahlbar sind. Für regelmäßige Aktivitäten, welche dann auch wirklich periodisch besucht werden, denke ich unter anderem an folgende Möglichkeiten:

- **Turnverein im Dorf**: Für Hobbysportler finden meistens einmal pro Woche zwei Turnstunden statt. Zusätzliche Bewegung kann erzielt werden, wenn man zu Fuß oder mit dem Fahrrad zur Turnstunde fährt. Aber aufgepasst, dass beim anschließenden, gemütlichen Zusammensein im Dorfrestaurant oder der Pizzeria nicht wieder alle abgekämpften Kalorien angefressen oder angesoffen werden.

- **Hallen- oder Freibad**: Wenn man regelmäßig, ein bis zwei Mal pro Woche, schwimmen geht, sind die Kosten für ein kombiniertes Saisonabonnement doch noch gering. Ebenfalls im Wasser werden heute verschiedene Kurse, wie Wasser-Gymnastik, Wasser-Aerobic, usw. angeboten. Zudem übernehmen heute schon einige Krankenversicherungen einen Teil dieser Kosten.

- **Nordic-Walking oder Walking**: Diese Art der Bewegung ist ebenfalls für ältere Semester bestens geeignet. Ist man allerdings allein unterwegs, braucht es jeweils eine gehörige Portion Disziplin, damit man sich auch im Regen und bei Schnee nach draußen begibt. Dasselbe gilt auch für das individuelle Joggen und dem Vita-Parcours, sowie für regelmäßiges Fahrrad fahren oder Neu-Deutsch ausgedrückt Biken.

All diese Möglichkeiten sind bei Weitem keine aggressiven oder gefährlichen Sportarten im eigentlichen Sinn. Das Verletzungsrisiko ist gering, wenn man beim Fahrradfahren nicht alle Geschwindigkeitsrekorde brechen will und im Turnverein nicht vom Reck in die Ringe fliegen will. Es sind so genannte leichte und schonende Sportarten, welche möglichst viele Muskeln in Bewegung halten und doch auf unsere Gelenke Rücksicht nehmen. Dies ist bei übergewichtigen Menschen besonders wichtig. Ebenfalls wird der Herz-Blut-Kreislauf nicht überstrapaziert, wenn man die verschiedenen Aktivitäten vernünftig, ohne des eigene Vermögen zu überschätzen, ausführt. Die Bewegung, die Erholung und der Spaß sollten immer im Vordergrund stehen.

Medizinisch ist heute bewiesen, dass vernünftige Bewegungs-Aktivitäten langfristig viel gesundheitsförderlicher wirken als unregelmäßiger Pseudo-Ferien-Leistungssport. Für die allgemeine Gesundheit und das eigene Wohlbefinden wäre es viel besser in den Ferien einen täglichen, intensiven Spaziergang von ungefähr zwei Stunden zu unternehmen und ausgeglichen zu essen, als seinem Körper zu viel zuzumuten. Während den Ferien sollten wir uns entspannen und erholen. Viele dieser Feriensportler müssen sich am Morgen bei einer Stunde Aerobic und einer Stunde Tennis, am Nachmittag bei auch jeweils einer Stunde Surfen und Volleyball spielen abquälen und sich am Abend ein gediegenes 6-Gang Menu mit viel Wein oder Bier gönnen. So als Dankeschön für die Quälerei der sportlichen Aktivitäten. Man muss nicht überall dabei sein! Weniger ist in solchen Situationen auf jeden Fall viel gesünder.

# Unterstützung in der Gruppe

Ich habe immer noch mein Ziel vor Augen. Ich will etwas verändern. Ich will abnehmen. Ich habe mir fest vorgenommen regelmäßig an den wöchentlichen Gruppentreffen der „WeightWatchers" teilzunehmen. Der Termin am Dienstag von achtzehn Uhr bis zirka neunzehn Uhr dreißig ist in meinem Terminkalender fest notiert. Ausnahmen sollte es nur wenige geben und Ausreden überhaupt keine. Rückblickend darf ich sagen, dass ich den Termin praktisch, bis auf zwei oder drei wenige Ausnahmen, bis zum Erreichen des Zielgewichtes, immer einhalten konnte. Vor Beginn der jeweiligen Treffen war ich jeweils schon ein wenig angespannt. Was wird wohl die Waage anzeigen? Wie viele Kilogramme habe ich verloren? Ist mein Gewicht etwa gestiegen?

Durch die Gruppenleiterin von „WeightWatchers" und den Erfahrungen der anderen Teilnehmerinnen habe ich allerdings gelernt, dass die Kilogramme nicht einfach so von Woche zu Woche purzeln. Es braucht Geduld und Disziplin. Am Anfang einer Gewichtsabnahme schmilzt das überflüssige Fett noch schnell weg. Dies wirkt sich jeweils auch sehr positiv auf die Motivation zum Weitermachen aus. Nach jahrelangem Kampf gegen die Waage, die Unzufriedenheit und der Selbstzweifel wirken solche Erfolge für praktisch alle Teilnehmerinnen und Teilnehmer wie Balsam auf die Psyche.

Es gibt aber auch Phasen, während denen über einige Wochen jeweils nur einhundert oder zweihundert Gramme an Gewicht verschwinden, wenn überhaupt. Manchmal muss sogar mit einem Gewichtsanstieg gerechnet werden. Es kommen Zweifel auf. Mache ich alles richtig? Macht es noch Sinn weiterzufahren? Werde ich es jemals schaffen mein Gewicht zu reduzieren? Diese Phasen können zum Teil sehr kritisch sein und schnell kann der Pendel umschlagen auf Demotivation. Daher war es für mich sehr wichtig an den Gruppentreffen teilzunehmen. Man hat immer wieder das Gefühl vermittelt bekommen, dass man nicht als

Einziger solche Probleme und Durststrecken zu bewältigen hat. Auch andere Teilnehmerinnen, welche zum Teil schon viel länger dabei sind, hatten immer wieder Phasen der Stagnation. Vielfach suchte man nach Erklärungen. Einige Frauen gaben ihrem Hormonhaushalt, respektive ihren Monatszyklen, die Schuld. Andere wiederum erklärten, dass die Mondkonstellation in der abgelaufenen Woche höchst ungünstig für die Gewichtsabnahme gewesen sei.

Die Gruppenleiterin, Ria, hat aber dann jeweils die treffenden Fragen gestellt und sehr schnell stellte sich heraus, dass die Probleme anderswo liegen. Vielfach nimmt man es nach einer gewissen Zeit nicht mehr so genau mit den Mengen. Ein Stück Brot für zwei Punkte wiegt dann schnell einmal schon fünfundsiebzig anstatt fünfzig Gramme. Eine Portion Teigwaren, hundert und zwanzig Gramme für zwei Punkte, können ebenfalls relativ rasch auf hundert und achtzig Gramme anwachsen. Dasselbe gilt auch für andere Lebensmittel, welche man zum Beispiel mit einem Löffel schöpft. Für sechs überfüllte Esslöffel Reis kann man nicht nur drei Punkte verrechnen.

Andere Teilnehmerinnen benutzen das Points-Tagebuch nicht mehr. Dadurch verlieren sie sehr schnell den Überblick der täglich erlaubten Points. Nach Gefühl haben sie vielleicht richtig gegessen, aber meistens täuscht dieses Gefühl. Entweder hat man zu viel gegessen, das heißt, man hat zu viele Points verbraucht, obwohl rein gefühlsmäßig, auf die verzehrte Menge bezogen, nicht zu viel auf dem Teller war. Es kann aber durchaus auch passieren, dass man zu wenig isst und der Körper dadurch nicht mehr genug zum Verbrennen hat und sich auf Sparflamme setzt. Er beginnt sich das Fett für schlechte Zeiten anzulegen. Somit wird die Gewichtsreduktion gestoppt oder zumindest verlangsamt. Über längere Zeit wird sogar an Gewicht zugelegt, obschon man die erlaubten Points eigentlich nicht ausschöpft.

Andere wiederum verfallen wieder in ihre alten Verhaltensweisen und reden sich ein, dass der Verzehr eines Biskuits oder eines kleinen Stückes Schokolade pro Tag sicher keinen negativen Einfluss auf die Gewichtsabnahme haben kann. Leider werden aber vielfach aus einem Stück mehrere und am Schluss sind schnell die halben erlaubten Points nur wieder durch Süßigkeiten aufgebraucht worden. Schreibt man ehrlich diese Punkte ins Tagebuch, wäre dies sicher noch das Minimum. Aber nach einer längeren Zeit stellt sich dann so ziemlich sicher wieder ein Heißhunger auf alles Essbare ein, weil der Körper nicht genügend an Menge aufnehmen und verbrennen kann. Schreibt man diese süßen Versuchungen nicht ins Tagebuch oder rechnet die Points nicht zur täglich erlaubten Anzahl Punkte dazu, ist ein Scheitern der Gewichtsabnahme vorprogrammiert.

Ich selbst wollte auch nicht jeden Tag auf etwas Süßes verzichten. Ich habe mir aber gesagt, dass ich mir jeweils nur kleine Mengen an Süßigkeiten genehmige, und dass ich die dadurch verbrauchten Points immer aufschreibe. Somit wurde mir immer vor Augen geführt, wie viele Points Süßigkeiten wirklich in sich haben. Ein weiterer Vorteil war, dass ich praktisch nie meine Gelüste nach Süßigkeiten unterdrücken musste. Dadurch konnte ich den Druck auf das „Verzichten müssen" erheblich vermindern und hatte keine größeren Entzugserscheinungen.

Das Motto von „WeightWatchers" heißt ja auch:

„Man muss auf nichts verzichten - Keine Lebensmittel sind verboten"

Dies setzt aber voraus, dass bei gewissen Lebensmitteln strikt Maß gehalten wird und deren Verzehr kontrolliert und ohne Ausschweifungen erfolgen sollte.

Andere Teilnehmerinnen nehmen es mit der unbedingt notwendigen täglichen Trinkmenge nicht mehr so genau. Entweder wird zu wenig

Flüssigkeit aufgenommen oder falsche Flüssigkeit konsumiert. Ein Glas Bier oder Wein ist nicht dasselbe wie ein Glas Wasser. Auch Kaffee und Schwarztee kann nicht zur täglich benötigten Flüssigkeitsmenge gezählt werden. Wie wir schon erfahren haben, ist eine ausgeglichene Wasserbilanz des Organismus notwendig, um die Körperfunktionen aufrecht zu erhalten.

Durch all diese Erfahrungsberichte und Diskussionen während den Gruppentreffen wird man sich auch immer wieder bewusst, wo eigene Schwachpunkte auftauchen und wie man diese beheben kann. Für mich persönlich einer der wichtigsten Punkte war das Erfahren des Bewusstseins, dass man sein Gewicht nicht jede Woche um zwei oder sogar drei Kilogramme reduzieren kann. Erreicht man durchschnittlich eine Gewichtsreduktion von zirka vierhundert bis fünfhundert Gramme pro Woche, ist dies auch vom gesundheitlichen Aspekt hergesehen völlig normal.

Normal sind auch Phasen, während denen das Gewicht nicht oder nur sehr mäßig runtergeht. Geduld ist angesagt! Man darf sich durch Stagnation oder Rückschläge nicht demotivieren oder entmutigen lassen. Man darf sein Ziel nicht aus den Augen verlieren, auch wenn es bis zur Zielerreichung etwas länger dauert als persönlich gewünscht oder eingeplant.

Ria hat immer wieder betont, dass eine gesunde Gewichtsabnahme nicht von heute auf morgen erfolgen kann. Der Organismus muss sich zuerst an die neuen Essensgewohnheiten einstellen. Das Übergewicht wurde in den meisten Fällen auch nicht über Nacht angelegt. Die meisten Übergewichtigen haben sich das Fett über Jahre und Jahrzehnte angefressen.

Ich erinnere mich an eine Teilnehmerin. Daniela, anfangs Zwanzig, hübsches Gesicht, lange blonde Haare, aber eben auch ziemlich übergewichtig. Daniela war von Beginn an fest entschlossen abzunehmen und hat sich mit eisernem Willen und Disziplin an das Programm der „WeightWatchers" gehalten. Sie hatte während den ersten Wochen sehr viel Erfolg und von Woche zu Woche zeigte die Waage praktisch jedes Mal ein bis sogar drei Kilogramme weniger an. Dadurch wurden ihre Motivation und ihre Entschlossenheit nochmals verstärkt. Innerhalb ein paar Wochen hatte Daniela schon runde fünfzehn Kilogramme abgespeckt. Nachdem sie aber auf einmal von Woche zu Woche „nur" noch zwischen dreihundert und fünfhundert Gramme abnahm, war sie jeweils sehr deprimiert und am Boden zerstört. Sie konnte es einfach fast nicht fassen, dass sie plötzlich nicht mehr kilogrammweise abnahm. Sie wollte aufgeben und den Bettel hinschmeißen.

Ria brauchte viel Überzeugungskraft, damit sie Daniela überzeugen konnte, dass auch schon eine Abnahme von hundert Grammen oder sogar das Halten des Gewichtes ein toller Erfolg darstelle. Geduld ist alles. Daniela hatte ebenfalls immer wieder moralischen Beistand von einer anderen Teilnehmerin erhalten. Margrit, zirka um die fünfzig, ist es, mit ihrer offenen und trotzdem ruhigen Art, immer wieder erfolgreich gelungen Daniela zu motivieren. Margrit hat selbst nicht so verbissen um jedes Gramm gekämpft. Sie wusste aber genau wohin sie wollte und ihr war auch sehr wohl bewusst, dass dies nicht von heute auf Morgen erfolgen konnte.

Für mich war dieses Gespann ein Idealfall für gegenseitige Unterstützung während einer Gewichtsabnahme. Hier die Erfahrenere, Ruhigere und Pragmatischere und als Gegenpol die Jüngere, Unerfahrenere und Ungeduldigere. Die beiden Frauen haben sich vorher nicht gekannt. Beide haben dasselbe Problem. Beide möchten unbedingt abnehmen. Beide haben sich entschlossen bei „WeightWatchers" teilzunehmen. Erst durch das Gruppentreffen haben sie gemerkt, dass sie beide voneinander profitieren können, um ihr eigenes Ziel zu erreichen. Ich weiß nicht wie viel Daniela und Margrit schlussendlich abgenommen haben, aber ich bin überzeugt, dass beide einmal ihr Zielgewicht und somit ihr Idealgewicht erreichen werden.

Eine andere Teilnehmerin hatte am Anfang der Gewichtsabnahme ebenfalls sehr große Erfolge verbuchen können und schwebte immer wieder auf Wolken, wenn der Zeiger der Waage ein Kilogramm weniger angezeigt hat. „Diese Woche habe ich nur Reis gegessen und jeden Tag bin ich Fahrrad gefahren", prahlte sie einmal. Doch auch diese Teilnehmerin konnte ihr Essverhalten nicht über längere Zeit durchziehen. Ohne Abwechslung kann kein langfristiger Gewichtsverlust erzielt werden. Die Erfolge wurden kleiner und kleiner. Am Anfang beflügelte sie eine himmeljauchzende Euphorie und mit der Zeit stellte sich eine erschreckende Demotivation und Frustration ein.

Andere Teilnehmerinnen sind als Freundinnen zu zweit ans Gruppentreffen gekommen und konnten sich auch während der Woche gegenseitig unterstützen. Wenn es der einen nicht so gut lief, konnte sie die andere positiv unterstützen. Der gegenseitige Konkurrenzkampf hat auch das Seinige zur Motivation beigetragen. Geteiltes Leid ist nur halbes Leid. Positive Erfolge haben auf der anderen Seite auch sehr viel zur Unterstützung der anderen beigetragen. Wenn es bei dir geht, müsste es doch bei mir ebenfalls funktionieren.

Einer Teilnehmerin, welche schlussendlich ihr Idealgewicht erreicht hatte, war es gelungen auch ihre Familienmitglieder vom Programm der „WeightWatchers" zu begeistern. Sie erzählte uns einmal, dass zu Beginn der Abnahme ihr Mann nicht viel von den Menu Vorschlägen von „WeightWatchers" gehalten habe. So musste sie praktisch immer wieder zwei Menus auf den Tisch zaubern. Einmal hat sie aber ihrem Mann sein Lieblingsdessert aufgetischt. Sagen wir einmal es war Schokoladenpudding. Dieser war derart entzückt, dass er nach der Herkunft der Nachspeise fragte und wissen wollte in welchen Supermarkt diese Herrlichkeit gekauft wurde. Als ihm dann erklärt wurde, dass die Nachspeise nach einem Rezept vom „WeightWatchers" hergestellt wurde, hat er, ohne zu zögern seine Einwände gegen die Speisen von „WeightWatchers" fallen gelassen und gebeten, in Zukunft keine speziellen Menus mehr vorzubereiten. Dadurch konnte die Teilnehmerin voll auf fettarme und ausgewogene Ernährung, gemäß Vorgaben von „WeightWatchers", für die ganze Familie umstellen. Dieser Einbezug der Familienmitglieder in das Programm von „WeightWatchers" ist auf alle Fälle sehr positiv. Vielfach ernähren sich die Kinder schon sehr früh falsch, weil sie nichts anderes gelernt haben. Wenn der Vater oder die Mutter am Abend Schokolade oder Kartoffelchips verdrücken, werden sich die Kinder dem Verhalten der Eltern sehr rasch anpassen. Dies beweisen auch immer wieder die Statistiken betreffend übergewichtige Kinder oder Jugendlichen. Auch bei mir zu Hause haben meine drei Kinder gelernt und erfahren, dass nicht nur Hamburger, Pommes Frites, Fischstäbchen oder Ravioli gut schmecken. Das heißt noch lange nicht, dass wir unseren Kindern solche Lebensmittel mit Gewalt gänzlich vorenthalten. Verbote sind kontra-produktiv! Wir sind aber überzeugt, dass sich die Vorbildfunktion der Eltern auch auf die Essensgewohnheiten der Kinder positiv überträgt.

Während meinen Gruppentreffen habe ich auch Teilnehmerinnen kennengelernt, die zusammen mit ihrer Tochter oder dem Ehemann das Gewicht reduzieren wollten. Dies beweist auch deutlich, dass sich verschiedene Altersgruppen und sogar Männlein und Weiblein gegenseitig unterstützen können. Jeder hat sein eigenes Ziel und die Unterstützung durch „WeightWatchers" ist für alle dieselbe. Doch der Weg zum Ziel und vor allem die Dauer bis zur Zielerreichung sind oder können natürlich relativ verschieden sein. Der Mann nimmt die ganze Punkteberechnung nicht so genau und verliert trotzdem seine Pfunde. Wogegen die Frau möglichst genau nach Rezept kocht und praktisch auch die Mengen auf ein Gramm genau abwiegt und trotzdem viel mehr Schwierigkeiten hat ihr Gewicht in den Griff zu kriegen. Die einen gehen locker an die Herausforderung, andere verbeißen sich zu sehr im Detail und verpassen das Wesentliche. Es braucht sicher immer eine gewisse Zeit, bis jede Person ihren Weg gefunden hat. Es gibt ein Ziel, aber viele Wege, um das Ziel zu erreichen, wenn man sich an ein paar Grundregeln hält.

Aus all den Erfahrungen der Gruppentreffen habe ich gelernt, dass man sein Idealgewicht erreichen und halten kann, aber dass man diese Zielsetzung längerfristig setzen muss. Es macht keinen Sinn möglichst schnell sein Zielgewicht zu erreichen und Woche, um Woche nur für das Gruppentreffen die Kilogramme purzeln zu lassen. Man muss seinen Weg finden. Man muss die eigenen Essensgewohnheiten langfristig ändern. Unsere Psyche muss sich auf ein gewisses, neues Essensverhalten einstellen. Das generelle Bewusstsein in Bezug auf das Essen muss neu gefunden werden. Dies kann nur mit Geduld und einer gewissen Portion Disziplin erreicht werden. Kein Spitzensportler kann sportliche Höchstleistungen erreichen, ohne dass er durch langwieriges Training, Schweiß, Durchhaltewillen und Disziplin seinen Körper auf diese Leistungen trimmt.

## Motivation – Positives Denken

Wie bereits erwähnt kann man sein Gewicht nicht über Nacht auf die Schnelle reduzieren. Es braucht Geduld, Selbstdisziplin und Durchhaltewillen. Eine nachhaltige Gewichtsreduktion ist auch verbunden mit Veränderungen der Essensgewohnheiten, der Essensverhalten und der allgemeinen Einstellung zur Nahrungsaufnahme. Eine Gewichtsreduktion beginnt vor allem auch im Kopf. Wir müssen uns effektiv bewusstwerden, dass wir selbst als Individuum eine Veränderung herbeiführen wollen. Unsere Persönlichkeit muss bereit sein, um die Veränderung in Angriff zu nehmen und durchzuführen. Die Entscheidung etwas zu verändern und den Willen zur Veränderung können wir nicht jemanden übertragen. Wir allein müssen bereit sein unser Verhalten zu verändern. Übrigens trifft dies auch vielfach zu, wenn man von anderen Süchten oder schlechten Gewohnheiten, wie dem Rauchen, dem Alkohol oder anderen sogenannten Versuchungen und Laster, loskommen will. Man muss im Kopf überzeugt sein, dass man etwas verändern und ein Ziel erreichen will.

Es braucht aber auch immer wieder eine gewisse Motivation, um den Willen zur Veränderung zu unterstützen und zu verstärken. Erzielt man Erfolge und positive Resultate, spricht meistens niemand gross von Motivation. Erfolg, Gewinn oder gute Resultate sind schon allein ausreichende Gründe für die Verstärkung und Festigung der Motivation. Bei Stagnation, Misserfolg, Pech oder Unglück, muss der Mensch wieder motiviert werden. Ohne Motivation werden Projekte fallengelassen, Vorsätze über den Haufen geworfen und Ziele verfehlt oder nicht erreicht.

Jeder Spitzensportler kennt den Erfolg, weiss aber auch ganz genau, dass Misserfolg sehr nahe beim Erfolg ist. Das Pendel kann sehr schnell umschlagen. Er muss sich trotzdem motivieren können und langwierige, schweisstreibende Trainings durchstehen, auch wenn zwischendurch gute Resultate ausbleiben. Die Erfolgsleiter hochzuklettern ist schwierig, oben zu bleiben noch schwieriger, aber runterfallen geht meistens sehr schnell und ist äusserst schmerzvoll.

In Phasen von Misserfolg oder sonstigen Schwierigkeiten müssen wir versuchen gewisse, unterstützende Motivationsratschläge in die Tat umzusetzen, damit wir nicht endgültig abstürzen und auf halbem Wege aufgeben. Es gibt gewisse Typen von Menschen, die sich selbst so stark motivieren können, dass scheinbar unüberwindbare Hürden und Probleme ohne weiteres gemeistert werden können. Diese Menschen haben aber auch sicher schon unzählige Misserfolge und Rückschläge durchlebt. Sie konnten sich aber dadurch wertvolle Erfahrungen aneignen und sammeln und diese so umsetzen, dass die eigene Motivation zum Weiterführen eines Projektes schrittweise aufgebaut werden konnte. Sie haben sich also so Eckpunkte aus ihren Erfahrungen zusammengestellt, an die sie sich halten können, wenn die Motivation Risse bekommt.

„WeightWatchers" hat ebenfalls sogenannte Werkzeuge zum Erfolg definiert. Die verschiedenen Strategien helfen uns beim Abnehmen und beim Aufbauen unserer Motivation. Somit werden wir unterstützt, damit wir nicht wieder in die alten, bequemen Verhaltensweisen zurückfallen. Das Gewöhnen an das neue Essverhalten kann nur durch Veränderungen erzielt werden. Veränderungen sind aber beim Menschen im Allgemeinen nicht beliebt. Wer kennt nicht die Ängste, wenn wir einen neuen Job in Angriff nehmen, einen neuen Kollegenkreis aufbauen müssen, wir uns an eine neue Umgebung anpassen müssen, uns in einer fremden Stadt zurechtfinden müssen, oder sogar in ein anders, uns unbekanntes, fremdes Land ziehen.

„WeightWatchers" hat die Werkzeuge zum Erfolg wie folgt definiert:

## *„Erfolgreiche Zielformulierung"*

Was will ich? Was werde ich tun, um mein Ziel zu erreichen? Wie will ich mein Ziel erreichen? Wie wird mein Ziel mein Leben beeinflussen – will ich das? Wie sieht mein persönliches Ziel aus? Hat man sich diese Fragen genau überlegt und eine Antwort gefunden, kann dies in schwierigen Situationen der Stagnation oder sogar des Misserfolges sehr hilfreich sein. Man hat die Möglichkeit sich in solchen Situationen auf sein Ziel zu besinnen. Dadurch wird der Durchhaltewillen verstärkt und man kann sich neu motivieren.

## *„Kraftgebende Grundüberzeugungen"*

Die inneren Überzeugungen und der Glauben daran, dass wir etwas erreichen wollen, haben einen sehr starken Einfluss auf unser Tun. Wir müssen versuchen, negative Einflüsse in positive und kraftgebende Grundüberzeugungen zu verwandeln. Was wird sein, wenn ich schlanker geworden bin? Ich werde im neuen, enganliegenden Kleid auf Partys und Feiern bewundert. Ich kann wieder viel leichter meine sportlichen Aktivitäten ausführen. Ich werde im Sommer viel weniger schwitzen. Ich kann wieder einen großartigen Bikini anziehen. Durch meine Gewichtsabnahme bin ich wieder reizvoll und begehrenswert und ich werde wieder unternehmungslustiger. Es ist ebenfalls hilfreich sich an schwierige Situationen zu erinnern, wie bestandene, schwierige Prüfungen, Vorstellungsgespräche oder eine schwierige Geburt, welche man schlussendlich erfolgreich gemeistert und überstanden hat. Ich bin fähig, meine Ziele umzusetzen und zu erreichen. Ich verdiene es, mein Ziel zu erreichen. Ich darf auch gesund und schlank durchs Leben gehen. Ich glaube daran, dass ich mein Übergewicht besiegen kann.

### „Ankern"

Man muss sich daran erinnern, dass man Eigenschaften wie Geduld, Selbstvertrauen, Hartnäckigkeit, Entschlossenheit und Willensstärke bereits in sich hat. Erfolgreiche und positive Resultate sollte man sich immer wieder in Erinnerung rufen. Es kann ebenfalls hilfreich sein, diese Erinnerungen mit einem Gegenstand zu verknüpfen. Ein erstandenes Diplom, der 10%-Schlüssel von „WeightWatchers", ein Bild der Kinder, das Hochzeitsfoto und so weiter. Dadurch hat man auch physisch einen „Anker", an den man sich in schwierigen Zeiten festklammern kann.

### „Schrittweise Planung"

Bis zum Erreichen des Zielgewichtes kann der Weg lang, steinig und beschwerlich sein. Wir müssen uns Teilziele setzen, damit wir unserem Endziel Schritt für Schritt näherkommen. Teilziele können wie folgt definiert werden:

- Ich werde Mitglied bei „WeightWatchers".

- Ich besuche regelmässig die Gruppentreffen.

- Ich achte beim Einkaufen, bei Einladungen oder im Restaurant bewusst auf Lebensmittel, die wenige Points haben.

- Ich schreibe täglich alles in mein Points-Tagebuch.

- Ich übe regelmässig meine Bewegungsaktivitäten aus - Spazieren, Fahrrad fahren, zu Fuss zum Einkaufen und so weiter.

- Ich probiere neue „WeightWatchers"-Rezepte aus.

- Ich trinke täglich im Minimum zwei Liter Wasser.

- Ich will in diesem Monat mein Gewicht um drei Kilogramme reduzieren.

- Ich will mein jetziges Körpergewicht um zehn Prozent reduzieren.
- Ich erreiche mein Zielgewicht und fühle mich gesund und wohl.

## „Mentales Training"

Man kann sich gedanklich auf bestimmte Situationen vorbereiten und deren Ablauf proben. Bei Einladungen, Geschäftsessen oder Familienfeiern können dadurch schwierige Essenssituationen souverän gemeistert werden. Wenn sie satt sind, möchten sie nicht, dass noch einmal nachgeschöpft wird. Ein höfliches, aber bestimmtes „Nein danke, ich möchte nichts mehr essen" kann geübt werden, ohne dass man die Gastgeberin vor den Kopf stösst oder verärgert.

## „Motivationsstrategie"

Man will entweder von etwas wegwollen oder zu etwas hinwollen. Ich möchte aus meinem übergewichtigen Ich aussteigen und nie mehr dick sein oder ich möchte schlank, gesund und beweglich sein.

Ein Foto oder ein Videofilm aus alten Zeiten kann unsere Motivation verstärken, wenn wir uns nicht mehr mit dieser dargestellten, übergewichtigen Person identifizieren wollen. Diese Art von Motivation wird aber nach einer gewissen Zeit verblassen, weil sich in uns wieder eine Zufriedenheit einschleicht. Ich bin momentan gesund und fühle mich eigentlich wohl in meinen Kleidern.

Die Motivationsstrategie hat als Grundsatz: Was wäre, wenn? Wie würde ich aussehen, wenn ich mein Zielgewicht erreicht hätte? Wie würde ich fühlen und denken? Man kann seiner Fantasie freien Lauf lassen. Es werden positive Gedanken und höchst angenehme Gefühle erzeugt. Dadurch werden wir motiviert zum Durchhalten und Abnehmen.

Als weitere Motivation können wir uns unsere Abnahmeerfolge bildlich verdeutlichen. Die Motivation wird gesteigert, wenn man sich seinen persönlichen Erfolg über das bereits Geschaffene immer wieder vor Augen führt. Es gibt unzählige Möglichkeiten einen Abnahmeerfolg bildlich darzustellen:

- **Murmeln** – Für jedes verlorene Pfund steckt man eine Murmel in ein schönes Glas. Der Murmelberg wächst und wächst!

- **Büroklammern** – Für jedes verlorene Pfund knöpft man jeweils eine Büroklammer zu einer Kette zusammen. Die Kette wird länger und länger!

- **Geldstücke** – Für jedes verlorene Pfund sammelt man ein Fünf-Frankenstück in einem Glas. Die Ersparnisse wachsen und wachsen! Wenn das Zielgewicht erreicht wird, kann man sich zum Beispiel als Belohnung ein neues, schönes Kleid kaufen.

- **Gewichtskurve** – Das Gewicht wird jede Woche graphisch dargestellt und man erkennt anhand der Geraden des Zielgewichtes, wie man sich dem Ziel nähert. Die Gewichtskurve nimmt stetig ab!

- **Kleidungsstücke** – Von Zeit zu Zeit kann man sich ein paar alte Hosen oder ein altes T-Shirt aus vergangenen, übergewichtigen Zeiten anziehen und wundert sich, dass man da mal reingepasst hat.

- **Rucksack** – Für jedes verlorene Kilogramm kann man jeweils ein Kilogramm in einen Rucksack packen (z.B. Reis, Zucker, Steine, usw.). Wenn man dann mit dem gefüllten Rucksack einen einstündigen Spaziergang unternimmt, merkt man sehr deutlich, wie viel überflüssigen Ballast man nicht mehr mit sich herumschleppen muss. Übrigens hat diese Methode einen äusserst positiven Nebeneffekt: Der einstündige Spaziergang mit dem gefüllten Rucksack hilft uns im erheblichen Masse bei der Gewichtsabnahme. Bewegung hält uns in Form und unterstützt die Anstrengungen zur Gewichtsreduktion.

## „Neue Perspektiven gewinnen"

Hinter jedem unerwünschten Verhalten steckt eine positive Absicht. Wenn ich meinen Stress mit Schokolade abbauen will, ist dies zwar negativ für die Gewichtsabnahme, aber kann durchaus einen Nutzen haben. Ich möchte mich entspannen. Wird man sich dieser Verhaltensweisen bewusst, kann man herausfinden, warum diese immer wieder auftreten. Wir können dann herausfinden, mit welchem anderen Verhalten der gleiche Nutzen erzielt werden kann. Dadurch können wir vielleicht die Schokolade durch ein leckeres Essen, einem Entspannungsbad, einen Blumenstrauss oder durch sonst etwas ersetzen.

## „Positive Selbstgespräche"

Negative Gedanken können unser Handeln und unseren Erfolg beeinflussen und verhindern. Wir müssen unsere negativen Gedanken, wie „Das schaffe ich nicht", „Das kann ich nicht", „Das ist zu schwierig" oder „Das geht nicht", in positive Gedanken umwandeln. „Positive Thinking" – Positives Denken, ist hier das Schlagwort.
Ich kann mein Zielgewicht erreichen. Ich kann abnehmen. Ich schaffe das. Ich werde schlank. Ich habe in meinem Leben schon viel erreicht. Solche positiven Selbstgespräche können die Selbstmotivation erheblich verstärken und festigen. Unsere Einstellung zum Positiven wird verändert, gefestigt und verstärkt.

Diese verschiedenen Strategien haben mir auch immer wieder Mut zum Weitermachen gegeben. Ich will etwas verändern. Ich will abnehmen.

## Entspannen und sich verwöhnen

Leistungsdruck, Flexibilität, Polyvalenz, Gewinnsteigerung, Gewinneinbruch, Shareholder Value, Restrukturierung, Mobbing, Arbeitsplatzsicherung, Personalabbau, Arbeitslosigkeit, Eigenverantwortung, Gigantismus, Vereins-, Kantons-, Landes-, Europa-, Welt- und Olympiarekorde, Vorbilder, Supermodels, Umweltkatastrophen, Gewalt, Krieg und so weiter. Wer kennt nicht all diese Schlagwörter, welche praktisch täglich durch irgendwelche Medien an uns herangetragen werden. Wir sind aber auch vielfach im täglichen Leben selbst betroffen und erleben gewisse Situationen hautnah.

Wir müssen mehr leisten. Wir haben Angst um unseren Arbeitsplatz. Wir möchten so aussehen wie dieses superschlanke, sportliche und blonde Mannequin. Wir bangen um unsere Sicherheit. Wir wollen zu den Besten gehören. Verlieren ist verboten. Verlierer werden ausgeschlossen. Wir fühlen uns praktisch immer unter Stress und Leistungsdruck. Wie kann man in dieser hektischen und schnelllebigen Zeit von Entspannung, sich verwöhnen lassen oder Erholung reden? Kann man es sich leisten einfach nichts zu tun? Abschalten, seine Gedanken irgendwo herum schweifen zu lassen. Der Leistungsdruck ist überall und jederzeit auf das Brutalste spürbar. Überdurchschnittliche Noten im Super-Zeugnis setzen schon die Schulkinder gewaltig unter Druck. Was hat ein mittelmäßiger oder sogar schlechter Schüler schon für berufliche Perspektiven? Überall werden die Leistungen geprüft, zum Teil schon mehrtägige Eignungstests durchgeführt. Die Personalverantwortlichen wählen nur die Besten aus. Mittelmäßigkeit ist nicht gefragt und Verlierer haben keine Chance. Schwäche ist ein Zeichen von Unvermögen und Versagen. Dementsprechend wachsen die Verunsicherung, die Angst vor dem Versagen und der Stress um die Zukunft.

Im späteren Berufsleben vermindert sich der Leistungsdruck in keiner Art und Weise. Man darf sich nicht zurücklehnen. Es gibt keine Jobs mehr auf Lebenszeit. Wir müssen uns immer wieder an neue Herausforderungen und Veränderungen anpassen. Wir müssen uns ausbilden und stetig weiterbilden. Das Streben nach immer mehr und immer besser scheint kein Ende zu nehmen. Das Rad der Zeit dreht sich unaufhaltbar und rasend schnell. Wer nicht mitmacht steht als Verlierer da, fährt in eine Sackgasse und kommt auf das Abstellgleis. Wer versagt ist weg vom Fenster. Der Stress wächst und wächst.

Auch in der Freizeit haben viele Menschen das Gefühl überall und immer dabei zu sein. Jeden Trend mitmachen, koste es was es wolle. Ja nichts verpassen. Wir setzen uns auch in der kostbaren Freizeit gewaltig unter Druck. Normalität und Verhältnismäßigkeit sind out. Außergewöhnliches, Nervenkitzel, Adrenalin-Schübe beherrschen unsere außerberuflichen Tätigkeiten und Aktivitäten.

Der berufliche Druck und der Freizeitstress wirken sich vielfach auch auf unser Verhalten der Nahrungsaufnahme aus. Am Morgen bleibt keine Zeit für ein gesundes und ausgiebiges Frühstück. Die Mittagspause ist viel zu kurz, damit eine reichhaltige und ausgewogene Mahlzeit eingenommen werden kann. Es lebe der Fast Food! Schnell etwas reinhauen. Egal ob gesund, nur schnell muss es gehen. Nach der Arbeit müssen wir schnell nach Hause und dann sofort mit den Freizeitaktivitäten beginnen. Fitnessstudio, Joggen, Biken, Turnverein, Kino, Konzerte, Partys und sonstige Feste. Der Body muss gestylt werden. Diesen Film muss man gesehen haben. Diese Popband muss man gesehen und gehört haben. Bei diesem Fest muss man dabei gewesen sein.

Was sagen aber unsere Psyche, unser Körper und unsere Seele zu all diesem Stress? Können wir uns noch nachhaltig erholen? Können wir unsere Sinne und Gedanken noch regenerieren? Zeit für effektive

Entspannung und Erholung bleibt praktisch keine mehr übrig. Dies ist heute nicht weiter so schlimm, ist man leider immer häufiger vermeint zu sagen. Die Medizin kann es schon richten! Anti-Stress-Tabletten, Multivitamine, Aufbaumittelchen, allerlei Schmerzmittel, Psychopharmaka, Medikamente gegen Bluthochdruck oder Fettleibigkeit. Es gibt praktisch nichts, dass es nicht gibt. Für die Bekämpfung praktisch aller negativen Symptome und Leiden des menschlichen Körpers, welche stressbedingt irgendeinmal zum Vorschein kommen, stellt uns die moderne Medizin irgendein Allerweltsmittel zur Verfügung.

Auch andere Mittel werden immer häufiger konsumiert, damit der alltägliche Stress scheinbar zu bewältigen ist und die Leistungsbereitschaft nicht vermindert wird. Tabak, Alkohol, ein kleiner Joint, Anti-Depressiven und so weiter, vermitteln uns das trügerische Gefühl von Erholung und Entspannung. Dabei sind diese nur kurzfristige, und für unsere Gesundheit höchst schädliche Suchtmittel. Es werden Symptome bekämpft und langfristig ruinieren wir unsere Gesundheit.

Wie können wir uns aber entspannen? Müssen wir uns monatlich oder sogar wöchentlich auf die Couch eines Psychiaters legen? Irgendeinem selbsternannten Guru nacheifern? Seelen-Striptease im wahrsten Sinn des Wortes exerzieren? Müssen wir regelmäßig kostspielige Wellness-Wochenenden besuchen?

Ich glaube, dass Entspannung und Erholung nicht teuer und zeitaufwändig sein müssen. Warum in die Ferne schweifen, wenn das Gute so nah ist? Entspannen und erholen können wir uns bereits mit einem 15-minütigen Spaziergang am Morgen vor der Arbeit, während der Mittagspause oder am Abend nach getaner Arbeit. Man muss sich der Situation nur bewusstwerden. Man ist draußen, bei Wind und Wetter, in der Stadt oder auf dem Lande, im Wald oder auf Wiesen.

Man erlebt die Natur in all ihren Formen. Man kann seine Gedanken ordnen, wenn man versucht sich bewusst das Positive der vergangenen vierundzwanzig Stunden durch den Kopf gehen zu lassen und sich das Erschaffene im Kopf einprägt. Schon nach fünfzehn Minuten wird unsere Motivation durch die positiven Gedanken gestärkt, wir fühlen uns sofort viel besser in unserer Haut und sind bereit für neue Aufgaben.

Als Entspannung und Erholung für Körper und Geist sind für mich auch folgende Aktivitäten bestens geeignet:

- Ein warmes Bad am Abend. Alles ist dunkel. Nur ein paar Kerzen brennen leise vor sich hin. Die Augen sind geschlossen. Wir genießen unsere Lieblingsmusik.

- Ein ausgedehnter, zirka ein- bis zweistündiger Spaziergang am Wochenende. Wir bewegen uns, und zwar bei jedem Wetter, ob herrlicher Sonnenschein, klatschnasser Regen, eisiger Wind oder flockiger Schnee. Wir fühlen sehr intensiv und hautnah die verschiedenen Jahreszeiten und die entsprechenden Veränderungen in der Natur.

- Eine wohltuende Partner-Massage bei Kerzenlicht und gediegener Lieblingsmusik entspannt nicht nur auf wundersame Weise, sondern regt durch die innige Zweisamkeit auch die positiven Glückshormone an.

- Ein zirka dreistündiger Saunabesuch mit genügend Ruhephasen entschlackt nicht nur den Körper, sondern wirkt auch äußerst entspannend auf den Geist und hebt das allgemeine Wohlbefinden.

- Eine halbstündige Siesta bei entspannender Musik wirkt Wunder für Körper und Geist. Flach auf dem Rücken liegend, halb schlafend und von der Musik berieselt, kann ich meinen Geist, meine Seele und meine Gedanken regenerieren. Wenn ich dabei auch noch versuche mir die positiven Gedanken und die schönen Erinnerungen durch den Kopf gehen zu lassen, wird der Stress automatisch abgebaut. Ich steigere meine Motivation und bin bereit für neue Taten.

- Ein interessanter Film auf einem Fernsehkanal, welcher mich fesselt, mich mitreißt, mich dabei sein lässt, ich mitfiebere, miteifere, lache oder weine, wirkt ebenfalls sehr beruhigend. Der Film darf aber, meiner Meinung nach, nicht übermäßig Action, brutale Szenen oder sogar Horrorsequenzen beinhalten. Ich will nicht meine innere Aggressivität steigern!

- Eine Fahrradtour im Sommer oder sonstige sportliche Aktivitäten in der freien Natur sind ebenfalls willkommene Hilfsmittel, um den Stress abzubauen. Wobei hier nicht die sportlichen Leistungen, die erlaufenen oder erfahrenen Kilometer, die Steilheit der erklommenen Felswand, die erreichte Spitzengeschwindigkeit beim Skifahren oder Anzahl Viertausender, die wir an einem Tag erklommen haben, im Vordergrund stehen dürfen.

Wir wollen uns erholen, den Körper und den Geist entspannen. Der Körper darf nicht zu fest strapaziert werden, wir dürfen nicht an unsere Leistungsgrenzen stoßen und der Geist soll sich nicht zu verbissen auf eine sportliche Herausforderung oder Höchstleistung konzentrieren.

# Zwischenerfolge als Motivationsspritze

In der Zwischenzeit habe ich mich gut auf die wöchentlichen Gruppentreffen, jeweils am Dienstagabend, eingestellt und ich versuche wirklich an jedem der Treffen teilzunehmen. Egal, ob die Woche aus persönlicher Einschätzung und Gefühl „schlecht" verlaufen war oder nicht. Mit schlecht sind Rückfälle in alte, ungesunde Essensgewohnheiten gemeint. Dies ist jeweils viel schneller passiert als man denkt und schon wieder sind ein paar hundert Gramme mehr auf der Waage. Man weiß zwar, dass man wieder gesündigt hat, dass man nicht genügend diszipliniert war, um eine Woche lang, vom Anfang bis zum Ende, kontrolliert sein Essverhalten zu verändern. Schuldgefühle und Selbstzweifel beherrschen wieder den Alltag. Wir suchen nach Ausreden und Ausflüchten. Viele Teilnehmerinnen hatten dann meist eine Ausrede, um das Gruppentreffen nicht besuchen zu müssen. Die Kinder sind krank, Überstunden im Geschäft, kein Betreuungsdienst für die Kinder, der Mann ist beruflich abwesend, unerwartete Einladung, kleine Erkältung, Fasnacht und so weiter und so fort.

Ich persönlich wollte aber der Wahrheit immer ins Gesicht schauen und wollte mich auch nicht selbst betrügen. Ich habe mein Ziel vor Augen. Ich will mein Ziel erreichen. Ich will abnehmen. Dies gilt selbstverständlich auch beim Führen des Points-Tagebuches. Ich versuchte immer alles genau und lückenlos aufzuschreiben. Wobei ich hier ehrlicherweise auch sagen muss, dass ich natürlich nicht alles auf ein Gramm genau mit den entsprechenden Points vermerkt habe. Ich war immer der Meinung, dass die veränderten Essensgewohnheiten auch nach dem Erreichen des Zielgewichtes beibehalten werden müssen, damit das Gewicht auch langfristig und nachhaltig unten bleibt und kontrolliert werden kann. Deshalb war ich auch nie kleinlich beim Aufschreiben der Points. Will ich ein Points-Sklave oder ein Points-Abhängiger werden? Will oder kann ich meine Essensgewohnheiten wirklich nur über das Abwiegen von Grammen und das Aufschreiben von Points langfristig in den Griff kriegen? Natürlich nicht! Klar muss ich mich verändern, muss mein Verhalten anpassen, aber nicht nur während der Abnahme, sondern auch danach. Selbstverständlich braucht es aber trotzdem eine gewisse Disziplin. Sobald man kleine „Sünden" zwischendurch, wie Schokolade, Biskuits, ein Stück Käse, ein Stück Brot oder sonst irgendetwas, nicht zu den erlaubten Points dazuzählt, bleibt sofort auch der Erfolg aus. Natürlich gibt es immer wieder Phasen, während denen das Gewicht nicht reduziert werden kann. Auch Rom wurde nicht über Nacht aufgebaut! Das Körpergewicht stagniert oder wird sogar etwas erhöht. Aber wie bereits einmal erwähnt, eine seriöse Gewichtsabnahme braucht Zeit, sehr viel Zeit! Unsere Psyche muss sich Schritt um Schritt an die neuen Essensgewohnheiten herantasten. Wir wollen unser Idealgewicht nachhaltig erhalten und schlussendlich auch gesünder leben.

Trotzdem ist es enorm wichtig, dass Zwischenerfolge erzielt werden können. „WeightWatchers" hat den Teilnehmenden immer wieder kleine Auszeichnungen für erzielte Zwischenerfolge verteilt. Nach jeweils drei Kilogrammen Gewichtsverlust wird ein Sternchen verteilt. Nach der Reduktion des Körpergewichtes um 10% erhalten die Mitglieder einen 10%-Anhängeschlüssel oder nach sechzehn Wochen harter Arbeit als Teilnehmer an den Gruppentreffen den 16-Wochen-Schlüssel. Diese Auszeichnungen werden auch Schlüssel zum Erfolg genannt. Die kleinen Auszeichnungen werden dann jeweils auch während den wöchentlichen Gruppentreffen bekannt gegeben. Dadurch erhalten die Ausgezeichneten auch Applaus und Anerkennung der anderen Gruppenteilnehmer. Zudem haben sie auch zusätzlich die Gelegenheit ihre gesammelten und erlebten Erfahrungen und Erkenntnisse an die Gruppenteilnehmerinnen und -teilnehmer weiterzugeben. Wie hat man seinen bisherigen Erfolg geschafft? Welche Schwierigkeiten und Hindernisse musste man überwinden? Wie fühle ich mich heute mit meinem neuen Gewicht? Wie hat mein persönliches Umfeld auf die Veränderungen reagiert? Welche Tipps kann ich an andere Teilnehmer weitergeben?

Dies hört sich vielleicht für Außenstehende lächerlich oder sogar kindisch an. Ich hatte am Anfang jeweils auch den Eindruck, dass diese Auszeichnungen etwas gespielt und zum Teil sogar irgendwie peinlich sind. Aber nach ein paar Wochen hatte ich mich doch schon relativ gut an die Abläufe gewöhnt und erhielt auch selbst schon ein paar Sternchen. Irgendwie waren dieser Applaus und die anerkennenden Worte auch jedes Mal wie Balsam auf offene Wunden. Natürlich hatten wir keine offenen Wunden, aber tief drinnen im Körper sind die Wunden und Verletzungen der Übergewichtigen sehr, sehr groß. Übergewichtige Menschen haben Selbstzweifel, sind unsicher, unzufrieden und frustriert. Die Selbstzweifel konnten, durch erzielte Zwischenerfolge, schrittweise abgebaut werden und das Selbstwertgefühl immer wieder gestärkt werden. Deshalb sind solche Auszeichnungen, trotz aller möglichen Kritik, eines von vielen Mittelchen, damit die Motivation zum weiteren Abnehmen gesteigert und gestärkt werden kann.

Für mich persönlich waren Zwischenerfolge immer sehr motivierend. Wobei Zwischenerfolge auch jeweils wöchentlich erzielt wurden, wenn der Zeiger der Waage beim Treffen wieder hundert oder fünf hundert Gramme weniger angezeigt hat. So konnte ich zu Hause das neue Gewicht in meine persönliche Erfolgs-Gewichtskurve eintragen. Immer wieder übermannten mich ein gewisser Stolz und eine innere Befriedigung, wenn meine Gewichtskurve, zwar nicht steil, aber doch stetig nach unten verlief. Ich war mir jeweils auch immer bewusst wie viel ich schon abgenommen hatte und wo mein Ziel war. Es wurde mir vor Augen geführt, was ich schon geleistet hatte und wo ich hingehen wollte. Von Woche zu Woche hatte ich selten größere Gewichtsverluste, aber jedoch fast immer konnte ich doch einen kleinen Erfolg verbuchen, auch wenn zwischendurch das Gewicht nicht reduziert werden konnte.

## Die dreimonatige Durststrecke

Nach zirka dreißig Wochen gelang es mir mein Gewicht von hundert und zehn Komma vier Kilogrammen auf acht und achtzig Komma fünf Kilogramme zu reduzieren. Ich konnte also mein Gewicht während dieser Zeit um zirka zweiundzwanzig Kilogramme verringern. Dies ist für mich schon ein Riesenerfolg. Ich konnte mir auch in den kühnsten Träumen nicht mehr vorstellen, dass ich es schaffen würde, jemals wieder weniger als neunzig Kilogramme auf die Waage zu bringen.

Ich wollte aber noch mehr! Zu Beginn der Abnahme habe ich mein Zielgewicht auf fünfundachtzig Kilogramme und vierhundert Gramme festgelegt. Ich wollte also im Ganzen genau fünfundzwanzig Kilogramme abnehmen. Ich hatte schon viel erreicht und irgendwie sagte eine innere Stimme, dass die restlichen drei Kilogramme doch auch noch locker zu schaffen sind und dies relativ schnell. Doch scheinbar ist bei mir mit dem Unterschreiten der 90-Kilogramm-Marke eine gewisse Genugtuung aufgetreten. Ich habe schon viel erreicht! Ich fühle mich gut! Ich bin zufrieden! Warum soll ich noch mehr abnehmen?

Natürlich war ich weiterhin bestrebt mein Gewicht zu senken, aber irgendwie hat mich eine Selbstgefälligkeit umschlungen. Ich begann mein Points-Tagebuch während den ersten drei Tagen einer neuen Woche etwas zu vernachlässigen und erst ab Sonntagabend merkte ich jeweils, dass ich an Gewicht zugenommen hatte. Trotz dem genauen Einhalten der Points am Montag und Dienstag, konnte ich während zirka zwölf Wochen keine Erfolge mehr verbuchen. Einmal verlor ich hundert Gramme und das andere Mal legte ich 1,5 Kilogramme zu. Mein Gewicht pendelte sich während dieser Zeit bei zirka neunundachtzig Kilogrammen (plus minus ein Kilogramm) ein. Ich will aber doch mein Ziel erreichen! Auch die Tipps der Gruppentreffen brachten für mich während dieser Zeit keine Erfolge. Ich fühlte mich wie blockiert. Selbstzweifel, Mutlosigkeit, kleinere Fressattacken, Selbstvorwürfe,

Frust! Bin ich ein Versager? Soll ich aufhören? Ich bin doch schon schlank genug. Ich habe schon viel erreicht!

Trotz diesem Stillstand besuchte ich immer wieder die wöchentlichen Gruppentreffen am Dienstagabend. Zum Glück verlor ich nie mein Ziel aus den Augen. Es war aber gleichwohl eine sehr harte Zeit. Manchmal will man einfach alles hinschmeißen. Man fängt wieder an Schokolade und Biskuits zu genießen. Moment Mal, was heißt hier eigentlich genießen? Man hat vielmehr wieder diesen verflixten Zwang nach Süßem und dies in doch relativ großem Stil. Man genießt nicht mehr, sondern verschlingt die süßen Sachen ohne Anstand und Maß. Man beginnt wieder an seinen eigenen Fähigkeiten zu zweifeln.  Man ist schwach. Man wird aufgeben.

Durch meine mehrmonatige Teilnahme an den wöchentlichen Gruppentreffen von „WeightWatchers" erfuhr ich aber durch die Erfahrungen anderer Teilnehmerinnen, dass solche Durststrecken ohne Gewichtsabnahme durchaus vorkommen können. Bei einigen Teilnehmerinnen dauern solche Perioden mehrere Wochen oder sogar Monate. Durchhalten, sich nicht verkrampfen, weiterarbeiten und sein persönliches Ziel nie aus den Augen verlieren, ist in einer solchen Phase enorm wichtig. Positives Denken, bisher Erreichtes vor Augen führen, Motivationsstrategien zu Hilfe nehmen und effektiv nie von seinen persönlichen Zielsetzungen abweichen.

Dies sind natürlich zum Teil nur schöne Worte, welche dich aufbauen, dir Mut geben und dich zum Erfolg zurückbringen sollten. Die Verzweiflung wird größer, die Mutlosigkeit und Ratlosigkeit wachsen und der Durchhaltewille wird auf das Massivste strapaziert. Du bist kurz vor dem Aufgeben. Du willst den Bettel hinschmeißen. Du findest alles sinnlos und zwecklos. Ich habe doch als Dicker auch sehr gut gelebt. Warum soll ich mich weiter quälen? Warum muss ich denn unbedingt abnehmen? Es wäre doch alles so viel einfacher, ohne diesen zusätzlichen Stress und Kampf für ein paar Pfunde. Warum will ich dies auf mich nehmen? Muss ich um jeden Preis den Schlankheitswahn mitmachen? Extrem schlanke Mannequins sind doch auch nicht glücklicher und können das Leben in vollen Zügen genießen! Im Gegenteil, Magersucht ist doch für die Gesundheit höchst schädlich und gefährlich, ja sogar tödlich. Auch dicke Menschen können glücklich sein und das Leben ohne Zwänge genießen. Können lachen und fröhlich sein, schlemmen und trinken ohne Limit, gute Freunde sein, ein erfülltes Eheleben genießen und für die Familie da sein. Halt! Sofort Stopp! Wo sind meine Gedanken? Suche ich schon wieder Ausreden und Ausflüchte? Wo ist mein Ziel? Ich will abnehmen! Nein, ich will nicht ein Armani-Model werden oder an einem Schönheitswettbewerb mitmachen. Aber ich will mein Zielgewicht erreichen! Ich will nicht mehr dick sein! Ich will meine Lebensqualität verbessern! Ich will weiterkämpfen! Ich habe ein Ziel vor Augen! Ich zweifle aber und denke ans Aufhören! Wofür dieses unsägliche Abrackern, um ein paar Pfunde zu verlieren?

Doch dann bin ich wieder am Gruppentreffen und sehe all die Frauen und Männer, welche noch nicht so lange dabei sind. Einzelne sind zum ersten Mal dabei. Kann das sein? Habe ich beim ersten Mal auch so ausgesehen? Aufgedunsenes Gesicht, Schweißperlen auf der Stirn, frustrierter Blick und verzweifeltes in die Welt hinausschauen. Die prallen Oberschenkel finden praktisch nicht auf einem Stuhl Platz. Der Bauch spannt die Bluse und quillt über den Hosengurt. Die Bluse hat die Größe XXL und die sehr elastischen und enganliegenden Hosen können die prallen Oberschenkel und den dicken Hintern nicht schlanker aussehen lassen. Ich komme ins Nachdenken. Will ich wieder so sein wie diese Damen und Herren? Will ich wieder in das alte Fahrwasser zurückfallen? Will ich wieder all die Selbstzweifel, Selbstvorwürfe, Frustrationen und mein Unwohlsein nach den Mahlzeiten erleben?

Zum Glück gibt es aber bei den Gruppentreffen auch Teilnehmerinnen und Teilnehmer, welche höchst positive Erfolge zu verbuchen haben. Regelmäßige Gewichtsverluste, zurück gewonnene Glücksgefühle, Selbstsicherheit und generell positiv zum Leben eingestellt. Diese Erfahrungen haben mir dann auch sehr viel geholfen, damit ich überhaupt weitergemacht und nicht auf halben Wegen aufgegeben habe. Durch den Erfahrungsaustausch ist mir immer wieder bewusst geworden, dass mit einer Gewichtsreduktion auch die generelle Einstellung zum Leben im Allgemeinen verbessert wird. Durch die Erfolge kehren Schritt um Schritt auch wieder das Selbstwertgefühl und all die positiven Gedanken zurück. Man spürt effektiv, dass sich die Gesundheit verbessert und dass wir auch wieder viel lebenslustiger sind. Ich hatte mehrere Hilfen, um meine Motivation zum Weitermachen aufzubauen und zu verstärken. Allein, zu Hause im Stillen Kämmerlein, wäre dies sicher für mich nicht einfach gewesen. Ich wäre mit größter Wahrscheinlichkeit wieder in das alte Essverhalten zurückgefallen. Mein Gewicht wäre wieder gestiegen und der Leidensweg wäre noch lange nicht zu Ende.

Die Gruppenteilnehmerinnen und -teilnehmer haben mir also unwahrscheinlich geholfen, um meine persönliche Durststrecke hinter mich zu bringen Ich habe nicht aufgegeben Ich habe weiterhin mein Ziel vor Augen. Ich will abnehmen. Ich will mein Zielgewicht erreichen.

## Das Ziel ist in greifbarer Nähe

Nach dieser harten und nervenaufreibenden dreimonatigen Durststrecke konnte ich endlich wieder Erfolge verbuchen. Vor dem Gruppentreffen am 4. November 2003 spürte ich, ohne dass ich vorher zu Hause auf die Waage gestanden bin, dass die vergangene Woche für mich persönlich erfolgreich gewesen sein musste.

Voller Zuversicht und Selbstvertrauen bin ich an diesem Dienstagabend ans Gruppentreffen gegangen. Nette Begrüßung durch Ria, der Leiterin des Treffens. Jacke und Schuhe ausziehen und schon stehe ich voller Erwartungen auf der Waage. Letzte Woche ist der Zeiger der Waage bei neunundachtzig Kilogrammen stehen geblieben. Und jetzt? Ria kann es kaum glauben. Sie bittet mich nochmals auf die Waage zu stehen. Doch auch jetzt schaut sie mich immer ungläubig an und sagt schlussendlich: „Gratuliere dir, du hast seit letzter Woche zweikommadrei Kilogramme abgenommen. Wie hast du das nur geschafft?"

Was, schießt es mir durch den Kopf. Was hat Ria soeben gesagt? Träume ich oder ist dies Wirklichkeit? Ich habe zweikommadrei Kilogramme abgenommen! Dieses Gefühl ist unbeschreiblich. Endlich, endlich, kann ich, nach der dreimonatigen Durststrecke, wieder einen großen Erfolg verbuchen. Ich komme meinem Ziel ein großer Schritt näher. Mein Zielgewicht liegt bei fünfundachtzig Kilogrammen und vierhundert Grammen. Heute hat die Waage sagenhafte fünfundachtzig Kilogramme und siebenhundert Gramme angezeigt. Ich bin innerlich von Glück und Zufriedenheit aufgewühlt. Ich könnte Ria glattweg umarmen. Zufrieden gehe ich auf meinen Platz zurück und kann es noch immer kaum fassen. Endlich, endlich komme ich meinem Ziel näher. Noch ein paar Gramme, noch ein paar Wochen das Zielgewicht halten und bestätigen. Ich bin wieder voll motiviert, fühle mich bestätigt und will nun auch noch die letzten Hürden überwinden, um mein Ziel zu erreichen. Der eingeschlagene Weg und die Strapazen haben sich gelohnt. Mein Ziel ist in greifbarer Nähe. Das Zweifeln und Grübeln haben ein Ende. Die ungeheuerlichen Selbstzweifel und die zermürbenden Wochen sind vorbei, das schwarze Loch wird wieder hell. Die Sonne ist am Horizont sichtbar. Die Nacht wird wieder zum Tag. Ich kann mein Ziel erreichen! Ich werde es schaffen!

# Das Zielgewicht ist erreicht

Nach der frustrierenden, nicht enden wollenden 12-wöchigen Durststrecke komme ich anfangs November 2003 in unmittelbare Nähe meines sehnlichst herbeigesehnten Zielgewichtes von fünfundachtzig Kilogrammen und vierhundert Grammen. Ein wunderbares, herrliches Gefühl. Es fehlen theoretisch noch lapidare dreihundert Gramme bis zur gesetzten Ziellinie. Das werde ich doch auch noch schaffen? Ich bin voll motiviert, führe mein Points-Tagebuch wieder äußerst akribisch, widerstehe den kleinen Versuchungen zwischendurch und meine Mahlzeiten stimmen mit den aufgeführten Points zu praktisch 100% überein. Leichte Abweichungen nicht ausgeschlossen. Die nächsten fünf wöchentlichen Gruppentreffen bestätigen meinen Willen, meine Entschlossenheit und meine Leistung. Die Zeiger der Waage, respektive die Digitalanzeigen, pendeln sich jeweils bei plus minus sechsundachtzig Kilogrammen ein. Meine Bemühungen bestätigen sich. Ich kann das Gewicht halten. Entzugserscheinungen auf bestimmte Lebensmittel schränken mich nicht ein. Alles ist erlaubt. Genuss in kleinen Mengen, Verzicht ist fehl am Platz und mein Magen knurrt ebenfalls nicht den ganzen Tag lang. Die Mahlzeiten sind ausgewogen und vielseitig.

Am Dienstag, 09. Dezember 2003 komme ich, wie gewohnt, zum Gruppentreffen in Heerbrugg. Der Ablauf und die Prozedur des Wiegens sind bekannt. Routinemäßig entledige ich mich meiner dicken Regenjacke und den schweren Winterschuhen und stehe alsbald auf der Waage. Gespannt und hoffnungsvoll warte ich auf das Resultat. Auf der Waage stehend, kann ich das digitale Display natürlich immer noch nicht selbst begutachten. Was wird uns dieses Ding mitteilen? Die Augen von Ria, die Gruppenleiterin, und Carmen, ihre Assistentin, starren jeweils auch neugierig und gespannt auf die Anzeige im Display. Können sie uns eine gute, aufmunternde oder eine schlechtere, demotivierende Nachricht übermitteln? Sind Lobpreisungen angesagt oder braucht es tröstende Worte, wenn die Waage nicht das gewünschte und ersehnte Resultat anzeigt? Ich stehe immer noch wartend auf der Waage. Mein Blick ist auf die Gesichtsausdrücke von Ria und Carmen gerichtet. Erscheint ein Lächeln über ihren Lippen oder verzieht sich ihre Mundwinkel leicht nach unten? Die Spannung steigt. Habe ich mein Ziel erreicht oder muss ich mich noch gedulden? Habe ich etwa wieder zugenommen? Im Saal herrscht eine knisternde Stille, kein Geschnatter oder Geschwätz der anwesenden Damen. Meine Nervosität treibt mir das Blut in den Kopf, meine Ohren glühen vor Röte. Dann die Erlösung.

Nach ein paar Sekunden habe ich Gewissheit, mein Ziel ist erreicht. Ein leiser Freudenschrei sprudelt über meine Lippen. Ria ist erfreut und gratuliert mir sogleich ganz herzlich. Ich habe mein Zielgewicht von fünfundachtzig Kilogrammen und vierhundert Grammen tatsächlich erreicht. Ein innerliches, unbeschreibliches Glücksgefühl und ein gewisser Stolz übermannen mich. Ich habe es geschafft. Die Bemühungen der letzten Wochen und Monate zahlen sich aus. Natürlich nicht finanziell. Die Enttäuschungen, die Selbstzweifel, die zwischenzeitliche Verzweiflung, die kleineren und größeren Rückschläge, alles ist wie weggeblasen. Ich habe mein Körpergewicht um satte fünfundzwanzig Kilogramm reduziert. Mein Schwabbelbauch ist weg. Mein körperliches Wohlbefinden schwebt auf Wolke sieben.

# Schlussbemerkungen

Ich, männlich, ein WW. Mit äußerst gemischten Gefühlen besuchte ich am 14. Januar 2003 das erste Gruppentreffen der „WeightWatchers" in Heerbrugg. Als Mann deutlich ein Exot. Meistens allein unter all den weiblichen Gleichgesinnten. Übergewichtige, Frustriete, Verzweifelte, Demotivierte und in Selbstzweifel, Einsamkeit und Ausweglosigkeit verfallen. Suchend nach Lösungen, um das Körpergewicht zu reduzieren, die Gesundheit zu verbessern, den Frust abzubauen, das Selbstwertgefühl zu stärken und die unverhältnismäßigen Essensgewohnheiten zu ändern. Jeder und jede mit großen Erwartungen und einem klar definierten Ziel. Das Zielgewicht erreichen, die Essensverhaltensweisen verändern, das erwünschte Zielgewicht halten, das allgemeine Wohlbefinden verbessern und schlussendlich auch die eigene Gesundheit in richtige Bahnen steuern. Gesünder, leichter und beschwingter das Leben genießen.

Ich, männlich, ein WeightWatcher. Rückblickend, für mich persönlich, eine äußerst richtige und wertvolle Entscheidung, trotz anfänglicher Unsicherheit, Ungewissheit und Zweifel. Die ersten paar Gruppentreffen haben mir nicht schlaflose Nächte verursacht, aber ich musste meinen Willen und meine Entschlossenheit mehrmals stärken. Das Ziel immer vor Augen. Ich will eine Veränderung. Ich will meine Essensverhaltensweisen ändern. Ich will mein Körpergewicht reduzieren.

Die wöchentlichen Gruppentreffen halfen mir und unterstützten mich in verschiedenen Phasen meiner Gewichtsreduktion. Nützliche Tipps und Tricks zum Ändern der Essensgewohnheiten, Erfahrungsaustausch unter Gleichgesinnter, moralischer Unterstützung während schwierigen Phasen und Aufmunterungen bei unweigerlichen Rückschlägen. Immer wieder konnte ich meine Selbstzweifel ausräumen und mein Selbstbewusstsein stärken. Ich hatte ein Ziel vor Augen, welches nicht sofort, aber in kleinen Schritten zu erreichen war, respektive erreichbar ist.

Mein Dank gilt speziell der damaligen Gruppenleiterin, Ria, ihrer Assistentin, Carmen, und all den unbekannten Teilnehmerinnen und Teilnehmern an den Gruppentreffen der „WeightWatchers" im Heerbruggerhof in Heerbrugg im Jahr 2003. Erfahrungsaustausche, Unterstützung, Motivation, Aufmunterungen, Tipps und Tricks haben mir den langen Weg zur Zielerreichung immer wieder etwas leichter scheinen lassen.

Abschließend bedanke ich mich auch herzlich bei meiner lieben Ehefrau, Doris. Sie unterstützte mein Vorhaben zu jeder Zeit, ohne Wenn und Aber, munterte mich in schwierigen Situationen immer wieder auf und freute sich mit mir über den erzielten Erfolg.